老爸别怕，我在你身边

一个医生女儿的护理笔记

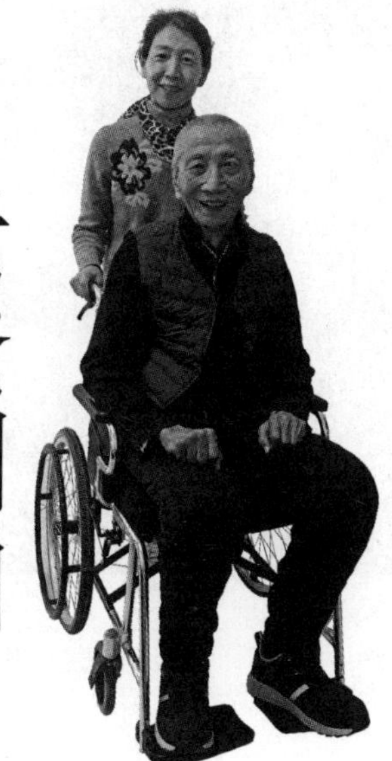

马红 著

中国人口出版社
China Population Publishing House
全国百佳出版单位

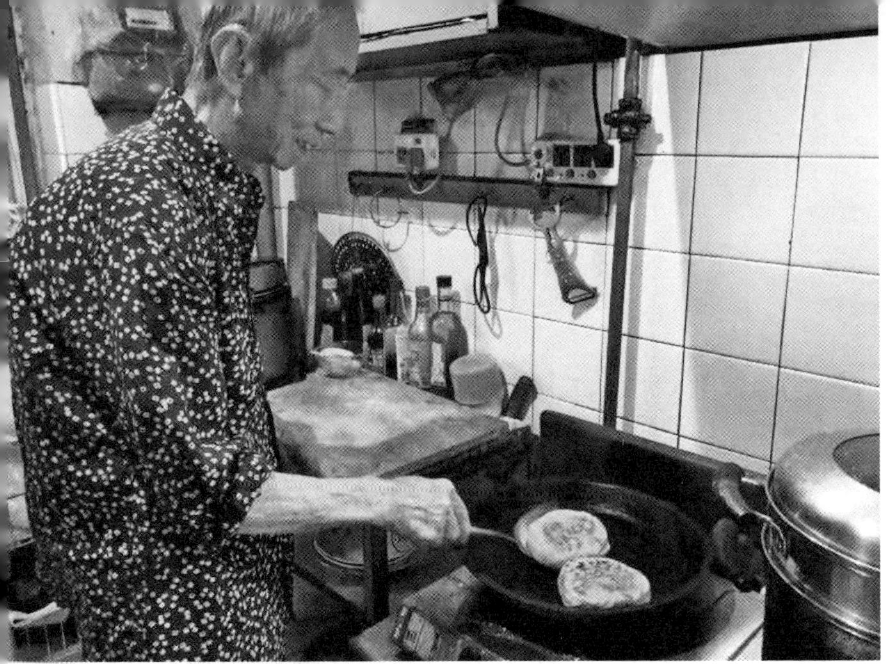

第一次手术后，老爸恢复得不错，生活照旧，做的烙饼可香了。

一边理疗、一边给老爸讲外面的世界，尽量让老爸身心都愉悦。

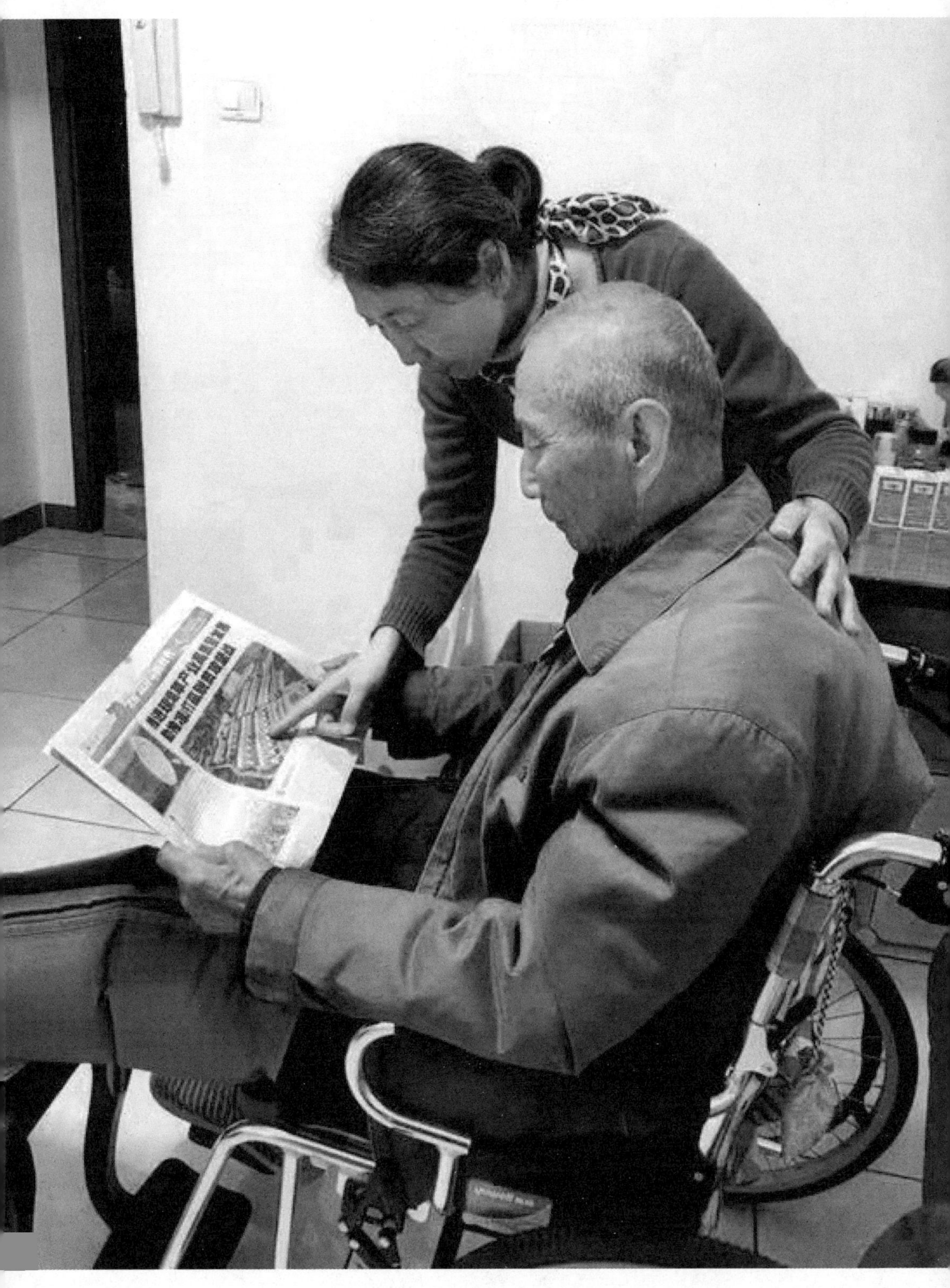

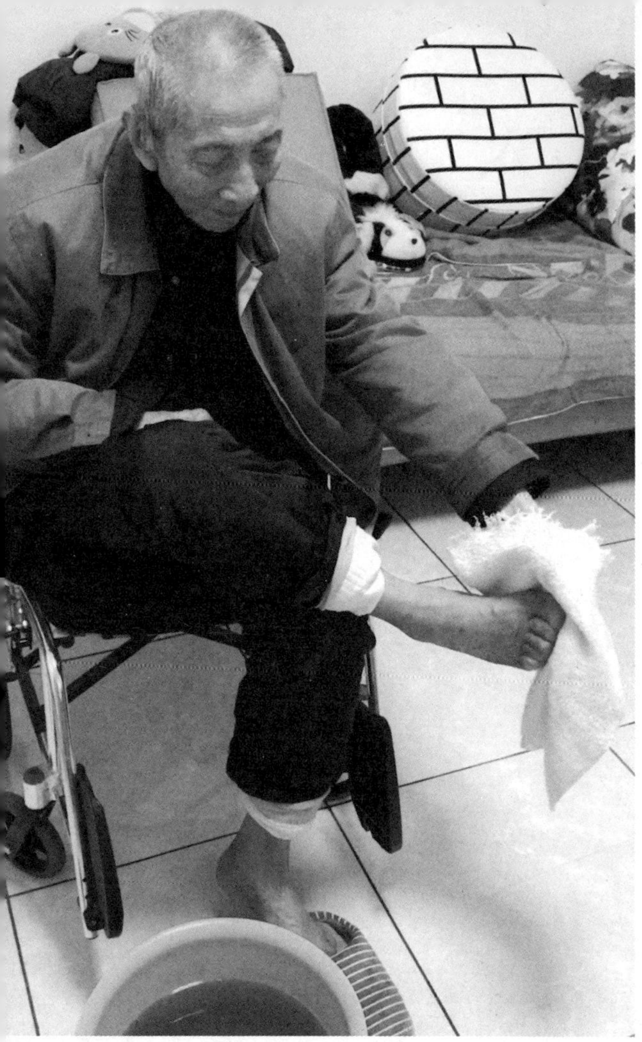

从 ICU 出来后，经过漫长的恢复，老爸终于可以自己洗脚啦！

陪伴，不仅仅是聊天，还要对老人的身体有全面细致的观察和了解，这样照顾起来才能更有针对性。

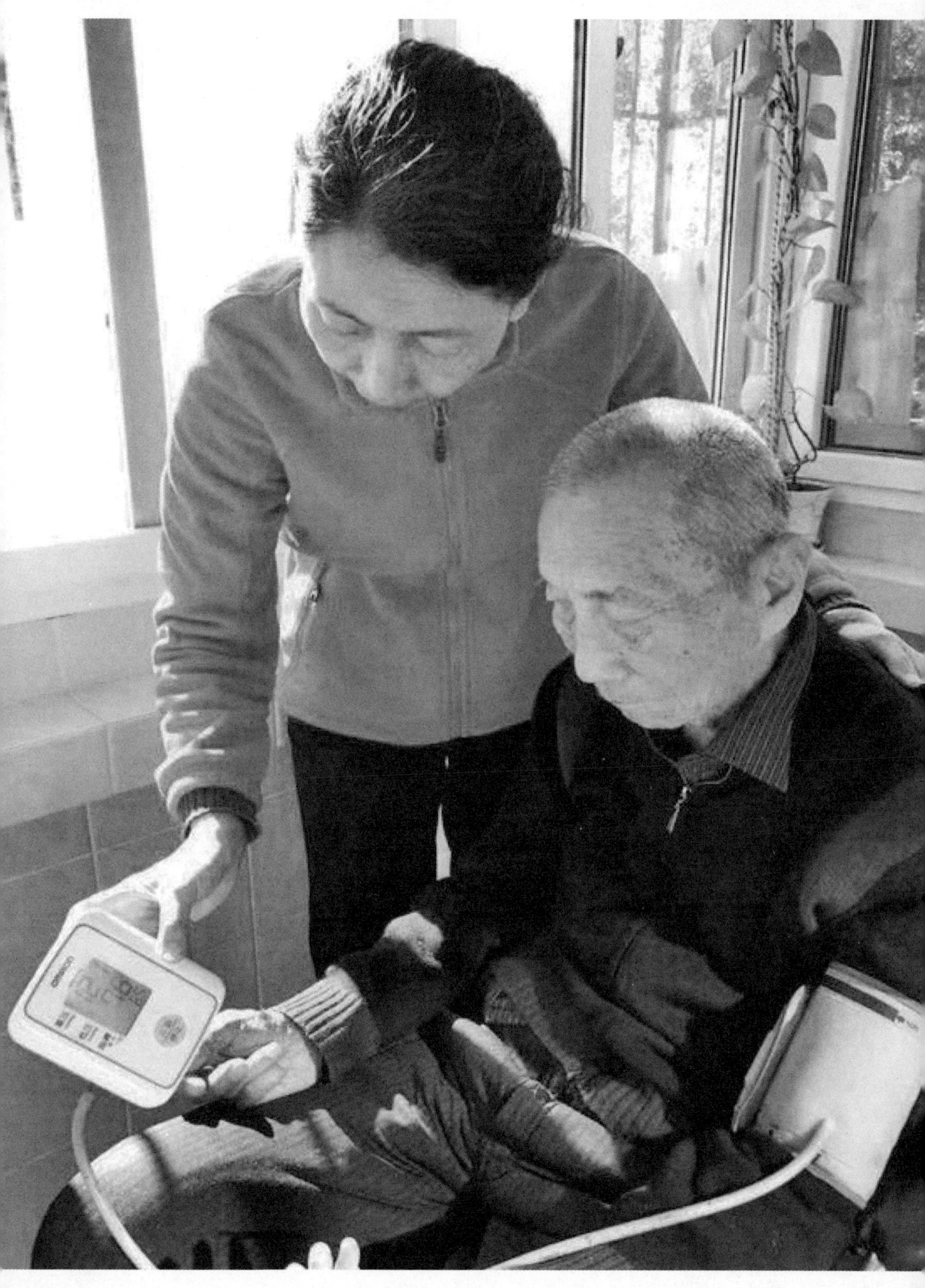

推荐序：
一本特别之书的特别诞生

张大诺

有些书是可遇而不可求的，比如面前的这本书。

本书的作者马红，是一个中医医院的医生，而她能够完成这样一本书，在我看来，是因为她确实有些特别。

我曾经在她工作的医院做过演讲。演讲中，我提到了指导残疾勇士创作自传的事。那天在下面听演讲的人中就有马红，但我没有想到，竟然真的会有一个医生在听了我的演讲之后，决定自己写一本书，写一本照顾术后父亲的书。并且，这个想法非常坚定！

后来，她找到我，对我说，她的父亲 80 多岁，在一次大手术之后，进入居家护理，而她在多年护理过程中找到许多方法，她很想把这段经历和她找到的方法写出来。

凭借指导“学生”们写作并出版几十本自传的直觉，我立刻觉得这可能是一本很有价值的书！我的脑中不禁出现这样一个场景：有一天，在某个家庭，儿女也在照顾手术之后的高龄老人，他们手里拿着这样一本书——

一个医生兼女儿写的书，许多问题在书中迎刃而解……

我答应指导她写作这本书。

但很快，我就有一些担心。她的年龄比我大，让她这个“大学生”来接受我这个“小老师”的指导，她是否能做到全程都给予我充分信任，并且百分之百按照我的要求完成。毕竟，我的要求很高，这就意味着，她可能需要反复修改，甚至许多次废掉重写。她需要将自己完全归零，面对我这个“小老师”，真的做一个“小学生”，这对于一个50多岁的已经有所成就的医生来讲，是否能够做到？

这种担心很快就被解除了，她真的在长达一年的写作过程之中，没有任何抵触，没有任何折扣，百分之百完成要求！现在回想起来，这其实是非常难得的师生互动：

“小老师”有绝对权威，“大学生”有绝对尊重，一年时间，十几万字，近百条微信语音提出的要求，她全部达标完成。

现在想来，我觉得她是一个非常“专业”的作者，她本身是医学界非常优秀的专业人士，因此有着普遍意义上对于其他领域专业性及科学性的尊重。这一点，同样让我尊敬！

要完成一部十几万字的作品，需要多层次的内容，每个章节都不能重复，否则读者很快就看不下去。因此，我们做的第一项工作，是先列出本书一百个小节的梗概。在列梗概前，我一直担心，除非马红在多年照顾父亲的时间里一直在记录、始终在总结、不断在创新，甚至于每周都要坚持这样做，否则不可能形成丰富的多层次、成体系的内容。

而她，之前竟然真的是这样做的！

当我看到她提交的一百个小节的提纲时，我被震撼到了！我很难想象，在这个世界上真的有这样一个女儿，将父亲多年来所有的病情状况、各种细微变化（包括心理变化）全部予以记录，并且全部想尽办法去请教、学习，拿出解决的方法，乃至加入许多自己的独创智慧！

这是一个近乎浩大的关怀工程。

在那一刻，我真正意识到，这样的一本书可遇而不可求！如果真的把提纲中列出的所有东西完美呈现出来，这将是一部可以流传的书——它几乎是一本重病高龄老人的家庭护理宝典！

在指导写作此书的后期，我开始有一种强烈的好奇：为什么是她，能记录并且写作这本书？

我让她补充了相关内容的章节，然后我发现，原来，她整个的家庭以及亲属家族，在关爱和关怀老人方面，都是这样做的！其实，她是代表整个家庭和亲属十几个人，写了一本让我们惊讶但他们觉得非常平常的关爱老人的书籍。当所有这些“平常”的东西，以之前几十年的时间一直存在，并以十几个人皆是如此的浓情集体出现，它所体现的淳朴的关爱老人的家风，就非常让人震撼！

以上，就是马红的“特别”之处。而更突出的是，她将对居家高龄老人的关怀提升到了新的广度和高度，即：当家里有老人进入高龄或者重病手术时，其子女不但可以成为照顾他们的亲人，更可以成为照顾他们的“专家”——像马红这样自己主动学习很多东西，自己主动创造很多东西，自己主动记录很多东西，将对老人的照料从一种本能的关怀，变成一种系统的、科学的、有体系的关怀。

而与此同时，在这一过程中，子女对老人的爱，也被放大了几倍、几十倍。

其实，很多老人到了高龄及病重阶段，就进入生命的晚期，他们对外界关怀的需求，比之前更加强烈，而子女能够给予他们的关爱，最好也能够同步扩大。试想，当子女非常认真地去查询老人术后的变化，非常认真、努力、系统地学习护理知识时，即便没有好的效果，看在眼里的老人，早已经被更大的爱的“光环”包裹，他们就已经感受到了巨大的幸福。

作为本书的指导“老师”，我觉得自己非常幸运，不是所有的人都能有这样的机会：在整整一年的时间里，无数次感受人性的、天伦的光泽与美好，这些美好，仿佛与生俱来，并且从未淡化，乃至无限放大……

现在，这本书真的即将出版了，而我所感受到的种种美好，将在无数读者手中成倍地传递传播……而这，将是更为“特别”的一种美好吧！

（作者为“全国十佳生命关怀志愿者”，所著《她们知道我来过：中国首部高危老人生命关怀笔记》一书被评为2014年“中国好书”）

目　录

第二章 造口——“下岗”膀胱的继任者

第三章 感染阻击战

第四章 营养的故事

第五章　用心爱护

第一章

晴天霹雳

1

不祥之兆

日子一如既往平平淡淡地过着，我已习惯了在医院上班的忙碌，父母的岁数也在不经意间越来越大。老父亲已经超过 87 周岁了，是一个善良、宽厚、勤快的瘦老头。他慈祥的微笑总能让人感到舒服与踏实，满满的善意透过他脸上深深的皱纹，即使在冬天里也能让人感受到厚厚的温暖；几根长寿眉从眼角垂下来，以至于我总想帮他捋一捋，担心扎到他的眼睛。他平日里言语不多，但总是替别人着想，尤其心疼我这个独生女，尽可能包揽了他力所能及的家务活。

老爷子虽然年老体弱，脾胃不好，吃得少，但没什么大毛病，只是有一些像耳背、前列腺增生和骨质疏松的老年病，白天不怎么小便，一到夜里尿频、尿急，已经有一段时间了（其实这可能已经是膀胱癌的早期症状）。为了解决父亲频繁起夜影响睡眠的问题，我想了个办法，教父亲学会了用尿壶在床上小便，然后倒入放在床下的盆里，盆上再盖个硬纸壳以防泛味。为了防止老人家去厕所倒尿盆跌倒，我“规定”早上起来必须由我倒掉。

老父亲温顺地同意了。我以为生活就会一直这么平静地过下去，每一天从倒尿盆开始。

但是，这一切都在 2017 年 5 月 25 日发生了改变。像往常一样，早上起来给老爹倒尿，映入眼帘的却是一盆血水！尿液的颜色红得扎眼，这红色像利剑一样穿透了我的眼睛，直击心底。我的心里先是咯噔一下，然后是扑通扑通的一阵乱跳，端尿盆的手也有些发抖，头脑中一片空白。

虽然我不是学临床医学专业的，但近 30 年在医院工作的经验让我有种不祥的预感。不管怎样，父亲毕竟年岁大了，不能掉以轻心。事实证明，对老人身体的异常信号保持高度警惕与敏感是正确的。

我首先考虑的是让父亲到我所在的医院看病。可父亲的尿就像变戏法一样，完全正常了，做 B 超时由于膀胱充盈不佳，发现膀胱里是有一点异常，但无法确诊是占位还是炎性增厚。看着我一脸茫然的样子，大夫给出了一个具体建议：去某家三甲医院进一步检查。推荐理由一是该医院泌尿外科在全国都著名，二是离我们单位最近。事后证明，无论是该医院的学术水平还是其地理位置，都是后面发生的故事的优越条件。

到医院看病，按照诊疗常规，一般是先做 B 超，如果发现了问题再做 CT。因为我们单位的 B 超已经提示有问题，而且老人家憋足尿量极其困难，加上年老体弱，路途又远，去一趟医院不容易。为了避免折腾，我找大夫申请 B 超和 CT 一起做。

为了减少等候时间和父亲长时间憋尿的痛苦，我和爱人分别在 B 超和 CT 室两处同时排队。由于有了前一次憋尿憋得不好的经历，这一次不仅在家提前就使劲喝水，还带了两瓶水，让父亲在等候的漫长时间里也不停地喝水，终于憋尿成功。

我陪着父亲走进 B 超室，屋子狭小幽暗，一道布帘将 B 超机、检查床与外界隔开。医生让家属在帘子外面等候。隔着帘子什么也看不见，只能听见医生不时地和助手小声说着什么，有些名词我听得懂，但大部分术语我不知道什么意思。

“病人家属，进来协助病人下床吧，做完了。半小时后分诊台取结果。”医生助理从帘子里走出来一边对我说，一边开门招呼下一位病人。

趁着扶父亲起床的工夫，我问大夫：“大夫，有问题吗？”我多么希望大夫说没什么事啊！

B 超大夫看看我，又看看父亲，没说话。

“没事，我父亲耳背，你说吧，他听不见。”

大夫声音不大，语调平缓，用最简短的几个字告诉我：“膀胱肿瘤，1.0cm，T1 期，建议尽快手术。”

听到这些，我惊讶地两只眼睛紧紧盯着大夫，半天都没眨一下：大夫这眼睛有透视功能啊？能看得这么准？

做完 B 超以后，趁着还没排尿，赶紧到 CT 室做了 CT，等于憋了一次尿，做了两个检查。对于憋尿困难的病人这算是一个窍门。

两天后的 CT 结果与 B 超结果完全一致！由于是早期，可以做微创的电切术。B 超结果为我父亲尽早手术争取了两天时间，这是后话。

“肿瘤”！“癌症”！我做梦也没想到，“癌症”这两个字会和我们家沾边儿。我的第一个反应是恨不得马上就能给父亲做手术，把这个可恶的肿瘤从父亲的膀胱里拿走。但是医院患者那么多，床位那么紧张，什么时候才能住上院做手术呢？父亲岁数这么大了，手术有没有危险？电切是个什么样的手术？微创手术的效果会怎么样？面对慈眉善目、毫不知情的老人，我是否告诉他实情？老人家能否经得住这个打击？

我不知道该怎么开口动员父亲接受手术。各种害怕、焦虑、紧张、茫然、无助，劈头盖脸地袭来，杂乱无章地缠绕在心中。

长期以来养成的学习习惯和能力在这个时刻发挥了作用。我迅速查询了膀胱癌及电切手术的相关资料，用最简洁易懂的语言，轻描淡写但也如实地向父亲描述了病情及要做的手术。老父亲倒非常爽快，笑着对我说："是福不是祸，是祸躲不过。听大夫的，让做手术就做吧！"依然是一脸的平静。说实在的，我打心眼里佩服这个和蔼、豁达的老头！

完成了与老爹的沟通之后，没过几天，在一个晚上10点收到了泌尿外科通知住院的电话（医生的辛苦可见一斑）。接下来就是住院、术前检查、手术，一气呵成。给我的感受是现在大医院的就诊流程非常科学、合理，虽然医院人满为患，到处都得排队、等待，但是每一个步骤都井井有条：从接到住院通知到去住院部办手续（填表、交押金），办饭卡，到进病房，都有人交代得清清楚楚，不会出现不知所措、四处乱撞的情况。到病房以后，先住在留观周转的病床进行术前的一系列检查，手术前转到正式病房。病床使用率之高、周转之快超出一般人的想象。

6月5日下午16时45分，父亲被推进手术室。手术室外家属等候区很大，放了好多排椅子，我找了一个椅子坐下来，和等待的人们一样，平静的外表下隐藏着一颗紧张的心。手术室门口一直不停地有推病人的车出出进进，只要手术室的门一开，就会引起一阵骚动，会有许多人拥到门口向里张望。以至于门口的护士不断地要求等候者让出通道，保持安静。每当一个病人被推出来，病人家属就像中了奖似的，在众人羡慕、关注的目光中簇拥着转运车离去。

外面的天色越来越暗，等候区的人也渐渐散去，空旷的走廊在灯光的照射下越发显得冷清。终于在19点45分，父亲的手术车被推了出来，我快步迎上去，我又看见了父亲安详的脸庞。

父亲冲我笑了笑，这个笑容不仅让我心中的一块石头落了地，也开启了我们父女俩与以往截然不同的新的人生旅程。

小贴士：

1. 膀胱肿瘤常见症状：血尿、膀胱刺激症状及排尿困难。反复发作的无痛性间歇性肉眼血尿为膀胱癌最常见的首发症状，出现尿频、尿急及持续性尿意感或排尿困难时，易与前列腺增生症状混淆，千万不要掉以轻心，一定要到医院进行确诊，利于早期发现。

2. 电切手术：又叫经尿道膀胱肿瘤电切术，适用于浅表性膀胱肿瘤，以及肿瘤局限于黏膜层或浅肌层者的患者。该手术可以保持膀胱完整性，患者痛苦小，安全性高，术后即可下地活动。

2

艰难的选择

手术后没几天老父亲就基本恢复到了发病前的状态。家里的气氛一片祥和，但我的内心并不轻松。膀胱癌的特点是易复发，父亲住院时一个病房的病友就因膀胱癌复发已经准备做第四次手术了。一方面我心底里总担心“复发”，另一方面又寄希望于因为发现得早而且手术做得及时、干净，可以躲得过“复发”这个魔咒。

有了第一次发病时的经验教训，我每天都关注着父亲尿的颜色、夜尿次数，有时到了近似神经质的地步。为了防止复发，能采取的措施都用上了：吃中药扶正祛邪；吃灵芝孢子粉抑制肿瘤；每天陪老爹遛弯，以提高身体素质。

到8月底，老父亲夜间尿频、尿急的症状又有发展的趋势了，但每次问父亲一夜起夜多少次时，父亲也提供不出明确的数字。为了能确切掌握父亲尿频的程度和一夜起夜的次数，我想了一个办法。我先找了一个广口的塑料瓶，在里面放了一小把绿豆，又准备一个小空瓶子放在父亲的床边，让他撒一次尿，就往空瓶里放一粒绿豆。

第二天一早，我查看小空瓶里的绿豆。1、2、3、4……15、16……25、26，竟然有26颗之多！我被这个数字惊到了。这一宿还能睡觉吗？我粗粗算了一下，9个小时，540分钟，26次，平均20分钟一次！

正好到了术后3个月应该复查的日子，不敢耽搁，9月5日赶紧去医院进行复查。果然，B超提示膀胱内又出现了新的肿瘤。这次是在膀胱的三角区，不是原有肿瘤"复发"，而是生成了新肿瘤。由于不是原地复发，还可以做电切手术。

有了上一次手术的经历，这一次我倒没怎么着急。还是上次手术的大夫主刀。9月10日手术，术后父亲的反应却与上一次大不一样。膀胱刺激症状非常严重，大夫的解释是手术部位在三角区，肿瘤又是像苔藓一样平铺着长的，切的面积较大，而且在输尿管也切了一刀，所以刺激症状严重。父亲的忍耐性又发挥了作用。虽然憋得难受、疼得直哆嗦，但他一声不吭，还劝我别着急，说熬过这阵子就好了。

术后第二天，膀胱刺激症状仍没有好转的迹象。因为每一次排尿都会引起膀胱三角区肌肉的收缩，都会出血，血液如不能及时被冲洗稀释排出体外，就会凝成血块，如果血块较大就会导致堵塞导尿管而排不出尿来。随着膀胱冲洗液不断流入膀胱，而导尿管又经常被血块堵塞不通，经常会流不出一滴尿，父亲被憋得痛不欲生。

看着病床上的父亲，看着他因痛苦而紧锁的眉头，看着他一阵阵因膀胱刺激征而引起的疼痛和颤抖，看着为缓解症状不得不一次又一次地重插导尿管后不断涌出的鲜血，看着父亲因溢尿污染了床单、衣裤后愧疚的表情，我心如刀绞。但面对这一切，我又无能为力，只能一次一次地叫大夫。因为不断地出血，父亲的血色素已经降到6克。

第三天早上不到7点，我在医院电梯里看见了父亲的主刀大夫，他正在低头想事。我跟大夫打招呼，大夫一见是我，说：“我正要找你，跟你商量一下你父亲的病情。”

“你父亲这次的肿瘤跟上次不一样，发生在三角区，面积很大，虽然已经切了很多，但是无法切干净，肯定会很快复发。而且在输尿管也发现有肿瘤，所以我在输尿管那儿也切了一刀。像这种情况应该做膀胱全切根治术，尿路改道，在腹部造口，但是考虑到你父亲这么大岁数，手术风险大，而且造口后护理很麻烦，所以一般不建议这么做。其实手术后看到你父亲膀胱里的情况我就一直在纠结，因为你父亲身体各项指标都还挺好，如果就这么放弃了，有点可惜。”

我的脑袋随着电梯的启动“嗡”的一下，“大夫，手术能治好吗？危险大吗？”

“一般情况下，这么大岁数做这么大手术，风险肯定会高很多，如果手术成功至少能多延长两年左右，不做手术会发展很快，因为不可能切干净。我愿意为你的老父亲搏一把。你好好考虑一下，如果同意，两天后准备手术。病人失血较多，要赶紧输血，做术前的准备。术后要进 ICU 监护两天。”不等我的脑子里想出更多的问题，大夫一股脑儿地把答案都摆在了我的面前，就等我的选择了。

我不知怎样告别的大夫，茫然地走到了病房外的茶炉房，那里是医院为病人家属提供的临时休息区。爱人出差不在家，儿子在国外念书。我作为一个独生女，在北京没有什么直系亲戚、没有可商量事儿的人。

时间不等人，我必须立即做出抉择。如果我不同意做手术，父亲的肿瘤是否会很快扩散？是否会比现在更痛苦？如果我决定做手术，父亲快 88 岁了，可能在手术台上就下不来了，可能我就要在两三天之内失去亲爱的父亲。如果父亲在手术台上下不来，就等于是我亲手把父亲送上了不归路。还得去 ICU？那是什么地方？有几个人能从 ICU 出来啊？

想到这儿，我不由得失声痛哭，也顾不上周围有那么多家属异样的目光。不知过了多久，当我停止哭泣的时候，周围的家属已经都散去了，他们有的是去陪家人做手术，有的是去陪着病人做检查，有的是欢天喜地地迎接家人出院回家。整个茶水间，只剩下我一个人呆呆地坐在那儿，不会思想，也不知道要做什么。

我在那儿又坐了一会儿，等情绪稳定了一点，给爱人打了个电话，告诉他跟大夫交流的结果。他虽然也很震惊，但是非常冷静，也可能是旁观者清吧，他果断地说："做手术！"

我说："如果手术失败怎么办？"

电话那头传来爱人坚定的声音："那也比现在这么痛苦着强，而且，要相信大夫。"

人就是这样，我自己都不曾发现我也能如此坚强。挂了电话、拿定主意、擦干眼泪、挺起胸，面带微笑的我回到了父亲的床边。

"爸，你尿尿憋得怎么样了？"

"不行，还是憋得难受。"

"那咱们想个办法在肚子上打个眼儿，把尿导出来怎么样？"

"行啊，别管怎么样，只要能让尿出来就行，我可知道什么叫活人能叫尿憋死了。"

"那咱们再做个小手术，你同意吗？"

"同意。听大夫的安排，反正我既然躺在这儿了，就已经把生死置之度外了。"

"那要是手术有危险怎么办？"

"我宁愿死在手术台上，也不愿意再遭这样的罪了。"

"好吧，周五咱们再做一个手术。"

在医患共同的努力下，距第二次手术后四天，我再一次目送着父亲进了手术室，当手术室的门缓缓关上时，我的脸上带着微笑，眼睛里却充满了泪水。

小贴士：

1. 排尿日记：如果有泌尿方面的疾病，建议记排尿日记。明确记录每天尤其是夜间的排尿次数，如果能记录排尿量更好。这对评价疾病和患者对治疗的反应等方面有帮助，利于重大疾病的早期确诊。

2. 膀胱肿瘤的特点：90% 是恶性的，多数为移行上皮细胞癌，易复发。低分级、肿瘤局限在黏膜层还没有浸润到肌肉层的，扩散的概率小，可以用电切的方法控制局部病变；高分级、肿瘤浸润肌层的，具有较高的疾病进展风险，需根治性膀胱切除并尿道改流。

3

揪心的手术前夜

星期四，晚上 7 点多，我一边在病房里协助父亲做第二天手术前的准备工作：喝泻药清肠，一边等我先生回来。

自从在电话里决定给父亲再次手术后，爱人虽然身在外地，但时时关心着父亲的病情，也担心着我是否能顶得住。原本安排明天回京，但他推掉了在外地吃晚饭，改签了最近的一班航班，在电话里告诉我，他一下飞机就直奔医院，让我在医院等他。

快 8 点的时候，我爱人终于出现在了病房门口。他西装革履，配着雪白的衬衫，手里提个公文包，笔挺的西裤衬托着他的大长腿，锃亮的皮鞋一尘不染。给人的感觉似乎是他走错了地方，他这身打扮应该出现在论坛的讲台上、商务谈判桌旁或者出入于机场、会场比较合适，可是他却出现在了医院的病房。他虽然穿着精干，但是难以掩饰脸上的疲惫。

他一进门就关切地问：“爸怎么样？”

我说：“情况不太好，尿还是排不出来。明天手术，现在在做术前准备，刚喝完泻药。”他脱下西服上衣，放下公文包，俯身在父亲床前，一只手扶在父亲的肩膀上说：“爸，您这回可是受罪了。”

父亲看到女婿来了，脸上努力地挤出一丝笑容，反过来安慰他说：“没什么，明天就做手术了，做完手术就好了。你工作那么忙，不用来看我。我这儿没什么事，有女儿在呢。”

又过了一会儿，泻药发生作用了，父亲觉得要排便。可是当时他下边接着导尿管，一阵一阵的膀胱痉挛让他难以支撑；左手输着液，右手输着血，两只手都被占着。由于一直没有从上次的手术中恢复过来，再加上此次术前禁食禁水，整个人虚弱地躺在那儿，根本起不了床，更不可能去厕所。

可父亲一辈子都是干净利索的人，说什么也不愿意在床上排便。

“爸，您别要强了，这是医院，都是病人，大家都一样。您就配合一下吧。”

我正说着，一股黑褐色的稀便就从父亲的肛门涌了出来。我们手忙脚乱，眼看着稀便向四处流淌。为了不让粪便流到床单上，我赶紧把垫在父亲身下的尿垫周边用手往起抬了抬，结果粪水直接流向了父亲的屁股、大腿，并顺着大腿向低处流去。眼看粪便就要流出尿垫、流到医院的床单上了，看到这个情况，我爱人顾不上那么多，赶紧用手去挡，粪水在他的大手前停住了。

我看到这一幕景象，呆在那儿不知所措，不知道下一步该怎么办。

这个时候护工过来，说：“你们这样不行。赶紧拿几张尿垫铺在屁股底下。因为一次排不完，他还要拉好几次，所以多垫几张。你不用掀尿垫的四周，就这么平铺着，他拉出来后，咱们一看差不多时就撤掉一张。”然后对父亲说：“你什么都不用管，只要想拉你尽管拉，我有经验，都给你能处理得好好的，你就放心吧。”

因为不知道父亲下次什么时候又会排便，大家都非常紧张。在护工的配合下，我们把四五张尿垫全部都摊平了，铺在父亲的屁股下面。刚铺好，父亲就又排出了很多稀便。不知是因为前几天都没上厕所的缘故，还是因为喝下去的泻药把粪便稀释了，每次都是一大摊。

父亲每拉一次，护工都抱起父亲的身体，由我爱人把沾满粪便的尿垫撤出来，扔掉。就这样一直持续了半个多小时，直到最后，已经排不出什么东西了。护工说："差不多了，可以清理清理了。"

这时候，大家都松了一口气。父亲可能肚子里也不那么难受了，安静地侧着身躺着。

我打了一盆热水，想给父亲擦一擦。

"我来吧，有的地方你够不着。"爱人一边说一边接过我手里的毛巾。我知道他是怕父亲在女儿面前不好意思。

我站在床尾，看着爱人给父亲擦洗。

他先用毛巾小心翼翼地、轻轻地把沾在父亲皮肤上的粪便清理下来，遇到干在皮肤上面的屎痂，他会用温热的湿毛巾敷在上面，闷一闷，如果还擦不掉，就用手轻轻地抠下来。

接下来，他先擦父亲的大腿，从上到下、从左到右、从里到外。

"爸，您抬一下左腿。"他一点一点地擦着，一遍一遍地擦着，"好，腿放平吧。"我不禁说道："你擦得还挺在行啊！"

爱人头也不抬地说："你忘了，我父亲卧病在床八年，那个时候我弟弟妹妹还小，伺候我父亲不都是我妈和我嘛。所以我说我来擦。家务活我确实不行，但伺候病人我还在行。"

我听他说过，我公公是参加过抗美援朝的志愿军老战士，因为残酷的战争经历伤害了他的身体，五十多岁就重病卧床，我爱人的中学时代除了学习就是照顾他的父亲，还得帮母亲带弟弟妹妹，非常不容易。就这样他还考取了北京的重点大学，我非常敬佩他的为人和上进心。

爱人擦完了父亲的大腿，开始擦父亲的屁股。

“爸，咱擦擦屁股，刚拉完，肛门处肯定不舒服，我毛巾弄得湿一点，有点水，没关系，底下有尿垫接着呢。”他一边说，一边擦洗，细致而耐心，跟刚进门时的状态判若两人。

帮父亲擦洗完屁股，爱人直了直腰。他一米八的个头，弯了这么长时间的腰，也够他受累了。

看爱人帮父亲擦拭得差不多了，我对父亲说：“爸，你翻过身来吧，都清理完了。”

我一边说一边帮父亲翻身，没想到，在父亲翻过身来的一刹那，我竟然看见父亲老泪纵横、泣不成声！

“爸！爸！你怎么了？哪儿难受？”

“没有，我就是心里难受！我现在怎么成了这个样子！不仅不能给你们帮忙，还得让我的院士女婿来给我擦屁股。我上辈子是积了什么德啊！”

爱人听了父亲的话赶忙说：“爸，您可别这么说。我父亲去世早，我们结婚后，您就像对亲生儿子一样待我，我心里都记着呢。我平时也没能怎么照顾家里，您现在病了，有这么个机会我能伺候您一下，做什么都是应该的，您还这么说就见外了。”

爱人说这些话的时候，我看见他的眼睛里也闪着泪花。我一阵感动，赶紧背过身去，任凭泪水夺眶而出。

患难见真情。我爱人是个非常敬业的人，我叫他“工作狂”。虽然我们平时聚少离多，在繁重的家务面前我对他有时也颇有微词。但是我知道他干的是“惊天动地事”，他是我的主心骨。

父亲也经常在我抱怨他不顾家的时候劝我：“自古忠孝不能两全。他是为国家、为事业做贡献，你应该全力支持他。你忙不过来就跟老爸说，我这个老头子会全力支持你们的。”看来父亲的真心付出没有白费，关键时刻爱人的行动说明了一切。

刚刚忙完，就到了病房熄灯、家属离开的时间。我依依不舍地和父亲告别。护工忙不迭地过来跟我们保证，说："大哥、大姐，你们放心吧，老爷子交给我。我都让你们两个感动了。我一定会精心照顾好老爷子。"

我爱人穿好衣服，立马恢复了刚进门时气宇轩昂的样子。他给护工鞠了一个躬，说："我就拜托你了。"然后拉起我的手，走出了病房，一路安慰着我，走进夜色中。

我开始盼望着即将到来的明天。

小贴士：

手术前灌肠的目的：预防患者麻醉后肛门括约肌松弛，排便于手术台上，并且可减轻术后腹胀和便秘。特别是结肠、直肠、肛门手术，灌肠有助于大夫看清手术部位，并可预防粪便污染腹膜腔创面，减少伤口感染。

4

徘徊在 ICU 门外

由于术前就知道父亲术后要去 ICU 监护，我开始观察这个以前从来没有好好关注过的、让人一想起来就望而生畏的地方。

ICU 就在手术室的对面，有一个开放的约 20 平方米的家属休息区，穿过休息区，里面是两扇对开的大门，每扇门都很宽，方便各种型号的推车出入。大门里面有一个四五平方米的缓冲间，然后再有一个大铁门，门上有一个可开关的窗口，用于里面大夫与外面患者家属沟通，铁门里就是重症监护室了。挨着休息区的大宽门从外面可以打开，里面带窗口的铁门则轻易不开。

手术室有两个大门，一个是普通病人进出的门，另一个是直通 ICU 的专用门。病人从手术室的专用大门推出来不到 10 米，就可以进入 ICU 病房。在我心里这就像是一扇隔绝生死的门，能从门里出来就可谓死里逃生。

父亲早上七点半被推进了手术室。这次我是坐在手术室正对 ICU 的专用大门外，再一次开始了漫长而焦虑的等待。

我一遍又一遍地回忆着医生的术前谈话：

“你父亲将要接受的手术是根治性膀胱全切术，是要把膀胱、前列腺和一部分输尿管切除，然后将剩余的输尿管直接引到腹壁上，里面放上支架管进行尿液引流。这样可以最大限度地清除癌细胞，不会再有尿不出尿的痛苦，但造口后的护理会比较麻烦。”

“由于老人家年龄大、身体弱、病情重，术前因尿路不畅已经出现了肾积水，肾功能指标不好；持续出血导致血色素很低，虽已输血但手术复杂，术中还要失血，对身体其他脏器是巨大的考验。”

“你父亲比较瘦，利于手术操作。但太瘦了人的承受能力也差，不利于手术后恢复。又赶上是周末，科室抢救力量不足，为了能顺利度过危险期，安排术后要进 ICU 监护。”

这一切来得太突然，我根本来不及反应，医生说的话有些也听得似懂非懂，但是“根治”“全切”“输血”“ICU”几个词我听得清清楚楚。当时我就像个木偶，一切听从指挥，不是我有多么遵从医嘱，而是在遵从医嘱之外不知道还能干什么。

四个小时后父亲被推出了手术室，医生告诉我手术成功！但只是一瞬间，我还没来得及高兴，还没来得及看清父亲的脸，父亲随即又被推进了 ICU。

按医院规定，新入 ICU 的患者可以有一位家属进去探视五分钟。我换上隔离衣，蹑手蹑脚地走到父亲的病床前。他的两只手上、胳膊上都连着各种管子，透明的是输液管，挺粗的连到机器上的是心电监护用的电缆线，耳边不停地传来各种设备发出的提示音。父亲虽然非常虚弱，但神志清醒、神态安详，一扫手术前排不出尿的痛苦表情。

医生告诉我，父亲术后麻醉恢复得很好，不需要上呼吸机。我这才注意到，旁边病床上的病人基本都戴着呼吸机面罩，很难看清长什么样，只有父亲的脸上什么都没有，谢天谢地，父亲能自由呼吸。父亲看见我，努力地笑了笑，我明白他的意思是一切都好，让我不要担心，但他做出来的表情却是苦笑。

ICU 里有许多仪器、设备，每一名患者都有一位医生专职负责，医生 24 小时三班倒。我还没来得及了解完我所想了解的情况，探视时间已经到了，我被劝说离开。我一边后退，一边向父亲伸出大拇指，他也把头转向我，目送我离开，我们俩的视线一直在一起，直到被那扇门无情地隔开。我将要在这门外守候两天三夜。

夜幕降临，喧嚣的医院逐渐安静了下来，安静得有些吓人。ICU 门外有七八位家属，大家都一样，疲惫地坐在那里默不作声，各自想着自己的心事，气氛压抑而沉闷。只有偶尔当小窗口打开，医护人员交代某位家属事情的时候，其他病人的家属都会马上从座位上站起来，跑到门口，踮起脚尖、抻长了脖子从小窗口向里面张望。

因为窗口开关角度的关系，绝大部分时候什么也看不见。即便如此，家属们也还是不放弃一线希望，一次不落地起立、跑到门口、抻长了脖子看一看、再回到原位坐下，就这么周而复始，机械地重复着。可见大家的心情都是一样的，都在为门里的病人担忧着，希望得到哪怕一点点的消息。

我坐在外面的椅子上，度日如年。满脑子想的就是父亲的情况：他现在怎么样？能睡着吗？伤口疼吗？能翻身吗？生命指征平稳吗？有的时候赶上大夫出入，我们都会跑过去询问自己家人的情况，大夫总是很耐心地告诉我们不要着急，不叫你就是最好的结果，说明病人没有事。如果叫你，那就说明病情有了变化，必须要告知家属，所以你们都别盼着被叫到名字。到现在为止大夫还没有叫父亲的名字，希望父亲一切都好。

第二天一大早，大夫叫了父亲的名字，告诉我病人血色素持续下降，需要输血，还要再检查一下是否还有别的出血点。我刚刚平静一点的心，像坐过山车一样，“忽悠”一下子又提到了嗓子眼儿。紧接着，床旁B超机推进去了，床旁X光机随后也来了，我知道这都是奔着我父亲去的。

我开始还坐在椅子上，两眼紧紧地盯着那扇门，生怕医生出来时没看见，错过了询问的机会。后来索性站起来，在门口走来走去，随时准备迎接出来的大夫。

进去检查的大大陆续出来了，B超检查结果未发现出血点，肾脏也没有积水，推测还是术中失血引起的，需要继续观察。我心中开始默默地祷告，盼望父亲平安。

星期日，仍然在ICU的门外守候。经过两夜一天，这短短的三十几个小时里，我看见了上呼吸机的患者家属每天都要交一次费用时的无奈；我看见了晚上为了省10元钱舍不得租行军床的母子；我看见了在众人羡慕的眼神中被叫进ICU探视，出来后默默流泪的妻子；我看见了医生反复呼叫患者家属而不见踪影的儿子……

到了晚上，ICU大夫通知我，说我父亲关键的指标都基本恢复正常，血色素也升上来了，如果不出现其他问题，星期一就可以转回普通病房了，让我星期一一早一定在这等着接病人。我听到这个消息喜极而泣。我开始热切地盼望着，盼望着那道门缓缓地打开，盼望着父亲再次出现在我的面前。

小贴士：

1. 什么是ICU？

ICU就是重症加强护理病房，一般设在医院内较中心的位置，与麻醉科及各手术科室相近，收治各类危重病患者，里面有各种现代化抢救设备，配备经验丰富的医护人员，对患者实施集中的加强治疗和护理，以最大限度地确保病人的生存及随后的生命质量。

2. 为什么重症监护室不能随便进入?

重症监护病房中的患者是情况比较危急的，随时可能需要医务人员快速的反应和救治，这时候无关人员的存在可能会干扰到医疗行为的效率，也不方便管理。重症患者抵抗力差，比较容易发生感染，即使是对健康人危害不大的微生物，都可能对患者造成比较严重的感染，因此整个重症监护病房的卫生要求都会比普通病房更高，因此需要对探视人员进行格外严格的管理。

5

逃离死神

星期一早上八点半左右，ICU的门终于大大地敞开了。一辆转送病人的推车出现在了门口。父亲躺在上面，身上盖着绿色的被子。在被子下面，父亲显得愈发的瘦小，好像整个人都不见了。在一群人羡慕的目光注视下，在大夫的护送下，父亲又回到了三天前离开的病房，回到了他原来的病床上。

病房里原来的病友都已经出院了，两个新住院的病友好奇地看着刚刚推进来的这个瘦弱的老头儿。父亲静静地躺在病床上，虚弱的身体像面条一样平摊着，只剩一双大眼睛还算有神，东看看西看看。我迫不及待地握住他青筋暴露而又绵软的手，想通过手与手的接触把我的热量、我的精力、我的喜悦传导给他，让他得到力量与温暖。

我问了他一句："爸，你感觉怎么样？"

他的回答语声低微："挺好的。"

我把我的食指放在嘴前，示意他不用说话了，他却一眼看到我嘴上因着急上火起的大泡，嘴角马上颤抖起来，眼泪也流了出来，顺着脸颊流下去，打湿了枕头。他的面部开始扭曲，一边流泪一边反反复复地说：“都是我给你累的，都是我给你累的。”

这里有父亲对我的心疼，也有他经历这次劫难的委屈。父亲经历了ICU后，情感变得脆弱了，爱动感情、爱哭了，这是我从来没看到过的。

父亲回病房后头两天跟我说过好几次：“你看，有两个人在我前面。”

我说：“在哪儿呢？”

他说：“走了走了，走到墙里边去了。”

听到这话。我心里又是一惊。这应该就是传说中的幻视、幻听吧？这是手术后遗症还是因为虚弱引起的呢？后来才知道是轻微的术后谵妄症。

回到普通病房后。虽然不像在ICU那么揪心，但是护理工作也就扑面而来。

首先是吃饭。医生下的医嘱是流食。流食，顾名思义就是液体状食物，有米汤、豆浆、牛奶、稀藕粉、果汁、菜汁、肉汁等。其中牛奶、豆浆易产气，不适合刚做完手术的病人。医院提供的流食是用筛子过滤过的米汤，一粒米也没有，能照出人影。

吃流食主要是怕手术后引起肠梗阻。但是看着父亲那么虚弱的身体，光喝米汤，什么时候能恢复呢？问了大夫和护士，说可以喝一些鸡汤，但是一定不能有固体的东西。

听到这个建议，我就像得到“圣旨”一样，马上回家买鸡、炖汤。把鸡汤熬好了以后再浓缩，一只鸡差不多也就浓缩剩300毫升。熬好鸡汤已经是夜里11点多了。第二天一大早起来，鸡汤已经像果冻一样晶莹剔透，上面盖着一层厚厚的油。我把浮油刮去单放留着炒菜用，把果冻一样的鸡汤取出三分之一，带到医院，用病房里的微波炉加热，让父亲在喝完米汤以后再喝一点点鸡汤。

父亲手术后一个月，我一共熬了十只鸡，三天一只。父亲喝了三十天鸡汤，我吃了三十天鸡肉，以至于到现在他也不爱喝鸡汤，我也不想吃鸡肉了。事后回想起来，在手术后增加营养上，一开始我做得不好，不懂搭配，毕竟单纯的鸡汤营养有限，饮食应该多样化。

其次是翻身。护士在检查中发现父亲后背及骶部皮肤发红，嘱咐定时翻身，以防压疮。翻身对于普通人来讲不是什么难事，但是对于刚从ICU出来的父亲，却非常困难。除去伤口引起疼痛，父亲给我描述，他躺在病床上，就像躺在一个非常深的坑里，四面全是墙壁，想动却动不了。

我协助父亲翻身时他一点劲儿也使不上，往往是刚把他的上半身翻过去，在挪下半身时上半身又翻回来了。因为当时不知道有预防压疮用的支撑垫，也来不及置办，就用枕头、被子或手头能抓到的衣服顶在他的后背，翻完了上半身，再挪动臀部，最后是腿。每次帮父亲翻一次身，手忙脚乱的我都累得满头大汗。

接下来就是下地这一关了。父亲从第一个手术后就一直没能下床，到现在已经八天了，期间经历了严重的膀胱刺激征、贫血、第二次手术、ICU监护，到现在还能站得起来吗？

在经验丰富的护工的指导下，先用半天的时间，把病床摇起来，逐步从平躺到半靠来适应平衡感，以防头晕。到晚上试着把两条腿放在床下，人在床上再坐一小会儿，感到支撑不住时，再躺下睡觉。

第二天上午又如法炮制，先靠着坐一会儿，然后双腿放到床下自主坐着；再靠一会儿，再自主坐一会儿。如此反复了两三次。正常人从平躺到坐起来用不了一分钟的事，老爹用了一天的时间才实现。

经过一个午休，下午我去探视时，扶着他慢慢地、慢慢地站起来。先让他自己双手扶着助力拐杖试着站几分钟，再坐下休息一会儿。然后再站一会儿。虽然就这么个简单的动作，都会让父亲满头大汗，气喘吁吁。但父亲每次都认认真真地去坐、去站，每次都按要求坐够时间、站够时间。

到了晚上，在父亲再一次尝试站起来的时候，我鼓励他：“咱们试试看，腿还听不听使唤？咱们往前挪一步？”父亲点点头，半开玩笑地说：“试试就试试，不会还不如刚学走路的小孩子吧！”

他双手用力握紧助力拐杖，屏住气，努力地想抬起右腿，但脚几乎没离开地面。他又试着把助力拐杖往前挪了挪，上半身向前倾了倾，想靠着上半身来拖动腿脚。终于，右腿向前挪移了几厘米。紧接着，左腿也成功地向前移动并超过了右脚。我向他伸出大拇指。慢慢地，父亲找回了走路的感觉，一步、两步……终于，他拄着助力拐杖在病房里走了一个来回。老人家笑了，笑得像个小孩子。这是他对自己取得的成绩满意的表现，也是对我的奖赏。

第三天，他就可以在病区里围着护士站慢慢地走了。虽然很虚弱，用他的话说“浑身没有一点力气”，虽然刀口还隐隐作痛，但父亲在革命战争年代锻炼出来的钢铁般的意志和渴望尽快恢复的信念支撑他一步一步地走着。宽大的病号服罩在他身上，像女孩子的裙子懒散地摆动着。他的腿颤颤巍巍的，与其说是走，不如说是挪，每前进一步都非常的困难。

由于腿抬不起来，脚在地上拖拉着，鞋与地面摩擦发出嗞啦嗞啦的声音。站在病房门口，可以看到他在病区走道里慢慢地走，在安静的走廊里，嗞啦嗞啦的声音伴随他慢慢地由近及远，然后再渐渐地由远及近。

说实话，虽然谁都知道术后尽快下地活动有助于恢复和减少肠粘连、预防血栓形成等并发症，但做到这一点真的不是那么容易，那是需要向自己的极限发起挑战。在这场战役中，我的老父亲大获全胜！

小贴士：

1. 术后初期进食顺序：应按照水分、流食、半流食、软食、普食顺序进食。

流食：以米汤、菜汤、藕粉为宜，避免会诱使肠胀气的食物。

半流食：半流质状态、容易咀嚼和消化、纤维素含量少、营养丰富的食物。如粥、面条、鸡蛋羹、豆腐脑、碎菜叶、奶酪、酸奶等。

软食：质软、容易咀嚼和吞咽及消化的食物。有软米饭、馒头、包子、肉饼、面条和各种粥类、煮软的蔬菜、豆腐、蛋类、奶制品等。

2. 术后谵妄症：患者出现术后急性发作的意识模糊、思维混乱、焦虑不安、错觉幻觉、大声喊叫等精神错乱状态，这是老年患者术后常见的也是最重要的并发症之一。一般会随时间逐渐减轻、消失。

6

出院前的必备功课

回到普通病房三四天以后，父亲身体逐渐恢复，一天一个样。

首先是睡眠的好转。护工说他能一觉睡到天亮。如果我早上去得早，他都还没睡醒，护士给邻床抽血、换输液、卫生员打扫卫生等都影响不到他。他安静地躺在床上，睡得那么香，脸上的表情柔和，好像在做什么美梦。嘴半张着，随着呼吸一开一合，可以听见他的呼吸声均匀而绵长。护工说："这老爷子真行，这个屋里从病号到护工，谁也没他睡得好。"

早晨起来问他的时候，他也说："哎呀，睡得真香啊。晚上不会被尿憋醒了，躺下以后一点负担也没有，什么也不用管。现在感到真是太幸福了！"老爷子的幸福就是这么简单！

其次，父亲的饮食也在逐步恢复正常。从流食到半流食到能够吃软食。打来的饭里头出现了包子、鸡蛋羹、面片儿汤。虽然饭量还是少，但已经能吃一顿正经的饭了。

父亲自从能下床后，每顿饭他都要下地，然后正襟危坐在病房的移动小桌前吃饭，拒绝在病床上进食。这也是父亲对待生活的态度吧。中午的阳光洒进病房，斜照在老人已经弯曲的后背上，再投影到墙上，仿佛是一尊园林中的太湖石，皱、瘦、漏、透，竟也十分美妙。

伴随着睡眠与饮食的恢复，父亲的体力也在一点一点地恢复。刚开始走路的时候腿还发软，过了两天以后，走起路来明显轻快多了，脚能抬起来了，嗞啦嗞啦的声音也消失了。有时走到某个病房门口，还会被家属邀请进门，去给手术后不肯下床锻炼的患者现身说法。听到最多的一句话就是："前后脚做的手术，人家老爷子 87 岁了，都能下地锻炼了，你才多大，还不跟人家学学！"

每当这时，父亲都会非常配合，宽厚地和病床上的患者沟通，安慰她（他）不要紧张、按医生护士的要求一点一点慢慢来，实在难受可以分多次完成一个步骤；不要小看任何一点点进步，积累起来就是大进步。

可能患者之间有相同的感受，更容易沟通，好几个病友在父亲的鼓励下都咬牙下地锻炼了，病区的走廊里热闹起来，三两个病号，每人身后跟着一两个家属，慢慢地走着，有时都赶到一起在走廊里还得"错车"呢！

手术后一周，到了更换造口袋的日子。护士妹妹（其实是造口师，不是每一名护士都能进行造口护理）示范教我如何更换造口袋。

我怕记不住，跟护士商量："你操作时能允许我拍照吗？"

护士妹妹非常温柔，笑着跟我说："没问题，我配合你，我得让你学会了。"

随着护士打开缠在父亲腰上的约束带，我第一次看见了父亲的伤口。腹部左边有一个小眼儿，是拔除引流管后留下的伤口，护士说长得挺好的。中间是纵贯在整个腹部的手术刀口，用像钉书钉一样的东西进行的缝合，"钉子"纵向一字排列，像一只长了好多腿的大蜈蚣。腹部的右侧就是造口了。

护士先喷粘胶去除剂（我简称为除胶剂），然后把造口袋底盘取下来，露出了造口。造口处还有一些淤血，护士分几步清理了造口，然后再贴上新的造口袋。说起来简单，但是在当时看得我眼花缭乱。什么除胶剂、造口护肤粉、皮肤保护剂，什么底盘、两件式造口袋、怎样在底盘上按伤口形状进行再加工……

对于到了知天命之年的我来说，突如其来的新名词令我应接不暇，护士娴熟的操作更让我眼花缭乱。好在现在手机功能强大，是个学习的好帮手。护士拿一样产品，我就拍一样，护士操作一步我就拍一步。终于全程观摩了一遍造口袋的更换流程，给我的感觉就是：好复杂啊！

在护士更换造口袋的时候，我绞尽了脑汁，把能想到的问题都问了一遍。

"请问多长时间换一次？"

"一开始时五到七天，但是随着造口皮肤与底盘长时间粘贴，容易出现皮肤问题，所以更换造口袋的时间会随着造口时间的延长而逐渐缩短，根据皮肤具体情况而定，建议三到四天更换一次。"

"实践出真知"，这句话一点不假，不亲自实践就发现不了问题。一旦着手开始造口护理，意想不到的问题还有很多很多，这也是我写这本书的初衷，我觉得应该把自己的经验教训告诉还没亲身经历的人们，会有助于他们避免在突然遇见这类问题时手足无措，帮助他们顺利地完成护理工作。

回家以后我反反复复地观看我拍的照片，反反复复地记，在脑海里一遍一遍地重复着换袋流程，生怕落下某一个步骤，或者某一环节没按标准做到位。我当时的感受是更换造口袋就像大夫做手术那么难。

由于心里没有底，我跟护士申请能不能在父亲出院前让我独立操作一遍，请她在旁边给我把把关。护士妹妹不仅态度非常好，还替患者着想，说：

“一套造口袋挺贵的，刚换完一天，没有必要再换。等到老爷子出院前一天你来找我，让你独立换一次。”

我现在还清楚地记得我第一次换袋时的情景。由于紧张，脑门上沁出了一层细细的汗珠。脑海里不断地回忆着我自己梳理出来的流程，可操作时却完全不是那么回事。

喷除胶剂时，握瓶方式不对，造成喷嘴方向不对，按了好几次都没把除胶剂喷在底盘的边缘；祛除底盘时双手也不协调，没能用镊子固定住支架管，导致支架管粘在底盘上差点被拔出来；清理伤口时笨手笨脚；剪裁新底盘时左比画右比画，就是不敢下剪子；就像涂护肤粉、喷皮肤保护剂这样较简单的动作也不太利索，然后是晾干、贴上新的造口袋底盘、上造口袋。整个过程磕磕绊绊，但还是按照步骤都完成了，没用护士提示。

等我更换完毕，抬起头像个小学生似的看着护士，眼巴巴地等待护士的评价。护士妹妹却说：“你做得真棒！没几个人头一次换就能做成这样。”听到这个鼓励，我心里的一块石头总算落了地，心里暗下决心：“今后父亲的这个造口就交给我了。我一定把这个造口护理好！”又问了一些注意事项以后，信心满满地准备接父亲回家。

小贴士：

1. 粘胶去除剂的使用：将底盘边缘掀开一角，用剥离喷剂的喷眼儿对准底盘微翘起边缘处喷射一到两次，若干秒后即可轻松移除底盘。去除底盘时不牵拉皮肤，无痛去除，皮肤零损伤。该品避免直接用于伤口和黏膜上。另外，该品易燃，注意存放安全。

2.造口护肤粉的使用：成分为羧甲基纤维素钠，能吸湿、保持皮肤干爽。造口护肤粉可以喷洒在造口周围或粘胶覆盖下的皮肤表面，喷洒时注意均匀，不要太多，薄薄的一层就行，过多不仅浪费，还会影响底盘的粘贴牢固性。

3.造口皮肤保护剂的使用：皮肤保护剂喷在造口皮肤上迅速干燥，30秒形成保护膜，从而隔离分泌物，避免其刺激皮肤，透明薄膜犹如第二层皮肤。

7

并不美好的新生活

父亲终于迎来了出院的日子。9 月 23 日一大早，我去病房的时候，雇的护工已经到点走人了。父亲躺在床上，但两只眼睛睁得大大的，正盯着门口看呢。见我来了，就迫不及待地让我扶他起床，一边起一边叮嘱我帮他“穿自己的衣服”“穿自己的裤子”。

吃完早饭，父亲坐在椅子上指挥着我收拾东西。

“饭盒拿上了没有？”

“厕所里的毛巾、牙膏、肥皂，别落下了。”

“看看抽屉，抽屉里面还有饭卡呢，别忘了退费。”

“我的拖鞋，忘在这儿回家就没得穿了。”

“这些香蕉、苹果也别往回带了，给卫生员吧，她们都挺辛苦的，不容易。”

……

老父亲说这些话的时候条理清晰，一件接一件地指示着，估计这些事儿昨天晚上就在他的脑海里想了好几遍了。

我说："我去办出院手续，还得排一会儿队，你上床再躺一会儿。你的身体刚刚够出院的条件，别再累着。"

可是父亲说什么也不肯再上床，就坐在椅子上等着。

我办完出院手续回到病房，说："爸，手续都办完了，咱们可以走了。"老爷子像得了特赦令，一下子高兴得笑起来，皱纹也随着肌肉的运动在脸上开成了一朵花，他一直引以为豪的洁白的牙齿（他还有20颗完好的牙齿）像晶莹的露珠，从"花朵"中俏皮地露了出来。

父亲拄着早已握在手里的拐杖站起来，迫不及待地向病房外走去。走到护士站，老人家停下了脚步，向护士站里穿着不同颜色衣服、不同身份的正在忙碌的医护人员深深地鞠了一躬，双手作揖，嘴里不停地说"谢谢！谢谢！"

一位正要往护士台里走的护士赶紧过来扶住老爸，说："您老别客气，这都是我们应该做的。您可是我们这儿的模范病人，祝您早日康复！"

护士站里其他人员也边忙着手里的工作，边转过头友善地冲父亲笑着。父亲又向医护人员摆摆手，执意自己拄着拐杖，一步一步地走出病区大门。

北京的金秋，是一个非常美丽的季节。路旁的白杨树脱下了夏装，换上了秋天的礼服，其他树上的叶子也开始变色，绿的、黄绿的叶子或挂在枝头，或飞在空中，闪着光亮。更多的是牙黄的银杏叶，伴随着悠悠的清风，轻轻地舞动着，让你有一种想去飞翔、想去唱歌的愉悦。

恰逢国庆前夕，北京的大街小巷被鲜花装扮一新，到处都透出节日的喜庆气氛。较大的路口四角都出现了大大小小形式各异的花坛，花坛里的各种花朵竞相开放，它们五彩缤纷，有紫红色的、淡黄的、雪白的、青绿的，在秋风里频频点头。

回家的沿途，路边的月季也不甘示弱，经过一个夏天的煎熬，在秋风的吹拂下，显得愈发茂盛和挺拔起来。秋日的暖阳，透过车窗洒在父亲的身上。

父亲坐在车里一直透过车窗看着窗外的景致，虽然只是离开了十几天，却好像远行的游子回到阔别多年的故乡一样，东看看、西瞅瞅，对外界充满了新鲜与好奇。

在要进家门的那一刻，父亲停下了脚步，他在贴着“福”字的家门前站了片刻，嘴角又开始颤动。父亲不善言谈，不轻易表达内心感受，绝大多数时间里的表情是平和的，但我知道，他现在百感交集，感慨这一次死里逃生，终于又回来了。

我想：这扇门现在已经不仅仅是一扇普通的大门了，而是他的希望之门、幸福之门，因为这扇门里有他曾经的记忆、有他生活的点点滴滴、有他挚爱的亲人……

进了家门，熟悉的味道扑面而来。家里虽然还是那些老式家具，虽然还是略显局促的布局，虽然由于无暇打理显得有些凌乱，但此时此刻一切都显得那么美好，没有什么地方比家更让人心里踏实的了。

刚回到家时，一切都是令人愉悦的。熟悉的环境代替了医院严肃的氛围，随手可得的各种生活小物件让父亲欣喜不已：他可以剪剪指甲、掏掏耳朵；他可以在刮完胡子后再用小镜子照照刮得干净不干净；他可以在饭前便后随时洗手，而不再依赖于消毒湿纸巾；他可以拿着他心爱的小收音机，听他爱听的评书、相声、《新闻联播》消磨时间；他可以拿着放大镜，看看报纸，研究研究带回来的药品说明书；他可以随心所欲地吃点小零食、喝点水。总之，他可以在家里自在地生活，虽然简单，但很惬意。

安顿好父亲，该准备午饭了，这时我才猛然意识到：父亲已经不是去做手术之前的他了，家里原来的许多生活习惯都需要改变了。

首先还是吃饭的问题。父亲住院前家里的饭菜虽然已经做得比较软烂了，但还是正常饮食而不是软食。现在由于父亲长时间没有正常进食，再加上活动量大大减少，饭量急剧下降。为了保证营养，提高食欲，对饭菜的要求就提高了，不仅要考虑食材的多样化，还得考虑在允许的食物范围内的荤素搭配、营养搭配乃至颜色搭配等。

一天三顿饭需要给父亲单做，可父亲饭量很小，做少了还不够粘锅的，可是一次做多了，又怕放的时间长了不新鲜，真不知道该怎么办。

我找出了二十年前翻看过的有些发黄的婴幼儿食谱，勾选着适合父亲的饭、菜的同时，一个念头逐渐清晰起来：今后我得把老爹当小孩一样照顾了。孩子是一天天长大，父亲却一天天变“小”了。

经过回家后短暂的兴奋期，伴随着老人健康程度下降的，就是情绪的改变。原来的父亲是一个乐观、豁达、宽厚、慈祥的老人，但手术后，身体遭受创伤的同时，心理也发生了很大改变。本来就话不多的老人，一个人在家待的时间长了，越发变得沉默不语。我猜他的内心还不能接受他已经需要别人照顾的现实，他不想成为别人的累赘。面对老人情绪的改变，我又开始了对心理学知识的关注。

不仅如此，在随后的短短几天内，各种情况接踵出现：

不卧床了，脚却肿了起来；

腹部不让用力却不会大便了；

十几天没正常淋浴洗澡了，这个澡能不能洗？怎么洗？

集尿袋是随时带着还是不带着？带在哪儿？

固定集尿袋用的大号别针弄丢了，到哪里去买？

……

类似的“小事”随时发生，令人应接不暇。

小贴士：

积极帮助患者适应出院后的生活：患者在医院里处于被关注的中心，无论是医生、护士还是家人，在各个方面都给予患者极大的关心。而家人在经历了短暂的、超强度的求医问药、医院护理的过程后，身心都疲惫不堪，也需要休息和调整。但是患者出院以后，如果身体不能立即恢复到入院前的状态，居家生活还有许多不便时，家属又因“松口气”而忽略了患者的需求，这样容易给出院患者造成极大的心理落差。所以家属在患者出院后，要在第一时间处理好与患者生活息息相关的各种细节和“小事”，帮助患者尽快适应居家生活。

8

想方设法让父亲睡个安稳觉

到了回家当天晚上睡觉的时候，问题又来了。

在医院的时候有护工陪护，医院的护工都训练有素，在夜里和白天一样照顾病人、看输液、倒尿，不用病人操心。

现在父亲出院了，要独自面对造口，独自使用与造口配套的一系列用于引流、贮存尿液的产品。我因为没有切身感受，没把带造口袋睡觉当回事儿，也没看出父亲还没做好准备。

第二天早上得知，老父亲一会儿怕把引流管压住，一会儿又怕尿袋满了，紧张得一夜没敢踏实睡觉。

为了能让父亲夜里睡一个安稳觉，我想了很多办法。

首先要估算一下父亲夜里的尿量。父亲使用的集尿袋上的刻度显示最大容量为1500毫升，一般情况下尿液超过二分之一就应排空，最多也不宜超过三分之二。我记过排尿日记，父亲一夜的尿量超过1500毫升，仅用集尿袋是不够的，必须再找个容器接着尿袋贮存尿液。

我想起了父亲住院时，医院为术后需要膀胱冲洗的病人提供的小桶。用小桶存尿应该是个不错的选择。

我在下班途中买了一个和医院用的差不多大的小桶。晚上睡觉时，将父亲的造口袋与集尿袋相连，再将集尿袋下端的出口打开，把集尿袋搭在桶沿上，上面用桶盖压住集尿袋，以防滑脱。支架管流出来的尿经过造口袋、引流管、集尿袋后可以流到小桶里。这样夜里就不用担心尿袋满了。

我对自己的这个“创意”很满意，放心地睡觉去了。

第二天一早，我兴冲冲地问老爹：“您睡得怎么样？”满心以为老爹会回答“睡得挺好”，谁知老爹却说：“你这个方法不成功。昨晚尿不往下流，老在造口袋里，我叫你也听不见，没办法，我不敢大动，就抖一抖引流管，可怎么抖也不行，最后也不知怎么碰巧弄通畅了，还是不敢睡。”

为了解决父亲叫我听不见的问题，我立即在网上订了一个无线门铃。把带按钮的呼叫器放在父亲的枕头边，门铃放在我的床头。老爸有事一按门铃，我这边就可以马上知道，立即过去，以免再出现有事叫我听不见，一忍忍一宿的情况。

我到单位后第一件事就是去请教我们医院病房的大夫：“为什么造口袋里的尿流不出来？”

大夫的回答是：“这种尿袋是靠尿的重力往下流，没有负压。如果引流管里有空气，尿液的重力又不够的话，可能就流不出来。如果造口袋出口与引流管连接处那一点被尿液封住，也有可能造成即使造口袋里有很多尿也流不出去的情况。”

“那该怎么解决？”

“加大落差。落差越大。越容易流出来。”

下班回家，我就开始琢磨怎么加大落差。床的高度是固定的，加张床垫是最简单的加大落差的方法。存尿的小桶至少有二十厘米高，最好能把桶也换掉。但又不能把尿袋直接放在地上，因为一来不符合卫生要求，二来一个引流袋的容量也不够，如果不想半夜起来，必须得再找一个低一些的容器接尿。

可是不用小桶又用什么呢？眼下在家里也找不到合适的容器。最后，我想起了给父亲买尿壶时被店家热情推销，神差鬼使地还一起买了个床上用的加厚搪瓷大便盆，一直放着没用，拿出来试试！

我把这个雪白的搪瓷大便盆摆在地上，它的形状类似一个压扁的梨形，长 35 厘米，一头宽，一头窄，宽的地方约 27 厘米、高 9 厘米，窄的地方约 14 厘米、高 5 厘米，有一个 45° 的坡度。我在便盆上面放一个硬纸板，再把集尿袋顺势平放上面，正好适合尿液自然流下，高度合适还不会泛味，太完美了！

半夜我不放心，过去看了几次，一切正常。

早上起床，拉开窗帘，一束阳光照了进来，竟然晃得我有些睁不开眼。今天是一个艳阳天！我的心情也像天气一样，晴朗而愉悦。可推开父亲的房门一看，傻眼了——满地是尿！集尿袋不知什么时候已经跑到搪瓷便盆的边上，出尿口耷拉在搪瓷便盆外，下端开着的出尿口还在滴答、滴答，不紧不慢地往外流着尿。老爹倒是睡得正香……

第三天晚上，为了让集尿袋能老老实实地在便盆上待着不跑，我想起了从医院带回来的那个大别针。睡觉前，我用别针把集尿袋的引流尿管固定在床单上，这样既不影响引流管随睡眠姿势小幅度调整，又不会影响集尿袋的位置。今晚，还会出现什么新情况？

我已经被父亲的这个“人造膀胱”弄得有点焦虑了，整宿睡不踏实，隔一两个小时就跑到父亲的房间里看一次，因为不知什么时候会出什么样的问题。

有时去父亲房间，会发现父亲睡得也不踏实，不是用手摸索着导流管，就是摸摸尿袋是鼓是瘪，有一次竟然还看到父亲探起身观察床下引流袋的位置。

第四天早上，顾不上看一眼窗外的天气，先到老爹房间。还好，基本正常。只是盖便盆的纸板太软，一部分让集尿袋出尿口流出的尿浸湿了，塌下去掉在了便盆里。

我在家里找了一个因为好看而没舍得扔的空礼盒，材质是三合板的，板面淡绿色的背景上是花开富贵的牡丹图案，雍容华贵的牡丹花好像呼之欲出。我稍微剪裁修饰一下放在白色的搪瓷便盆上，还挺漂亮呢！

第五天，无线电子门铃到货了，订购的一张 10 厘米厚的床垫也到位了。新床垫进一步加大了父亲床面与地面的落差。

我劝父亲："您就放心睡吧，现在保证没问题了。"

我嘴上这么说，心里还是担心，既担心父亲睡在新床垫上不习惯，又怕不知道会出现什么新问题。虽然有电子门铃，我晚上仍然不敢放心睡觉，夜里醒来好几次。每次只要一醒，都控制不住地跑到父亲的床前观察一番。

第六天一早，父亲躺在床上向我报告："昨天晚上挺好的，我基本适应了。尿流得挺顺利。我一觉睡到了天亮。"我看了一眼床下，尿盆和尿袋都老老实实地躺在地上，忠实地履行着它们的职责。

"太好了！"我脱口而出。

经过一个星期的摸索，父亲终于能睡一个安稳觉了。我一直提着的心终于放下了。

短暂的兴奋过后，我站在窗前，放任目光漫无目的地看着远方的天空，脑海中浮现着父亲满意的笑容，我的心里涌起了一种莫名的感受。

我的心头先是隐隐约约地泛起一丝喜悦、一丝激动，还伴着一丝甜蜜，这些一丝一毫的感受慢慢变得清晰起来，越来越强烈，渐渐在我的心里形成了波澜。这些波澜彼此碰撞、彼此融和，逐渐交织在一起，形成了一朵浪花。这朵浪花五彩斑斓，清晰地映射着我为父亲做的点点滴滴。

慢慢地，慢慢地，那朵浪花逐渐散开了，变成了无数的小水滴。人们都说眼睛是心灵的窗户，这话一点不假。随着那些水滴一点一点地渗入到我的内心深处，我的眼眶竟也湿润了。

我到现在还能清晰地回忆起当时那奇妙的感受。我相信这种感受不仅终将成为我人生中最美好的回忆之一，也是激发我的潜能，让我在今后对父亲的护理中不断探索、不断提升的动力。我喜欢品尝这种感受的滋味，我喜欢克服困难后成功带来的这份喜悦。

小贴士：

1. 夜里存贮尿液的另一种方法：如果床的高度足够，仍然可以用小桶存尿。在小桶的盖上打一个眼，把用过的集尿袋剪掉，只留导流管，插入桶盖的小眼，桶盖与桶身用夹子固定，导流管与桶盖用胶布固定即可。每天冲洗导流管。

2. 有老人的家庭强烈推荐安装无线电子门铃（交流电款）：发射器上有按钮，供老人使用，接收机直接插电源，长期插电不发热。无须导线，穿透性能强，可穿透墙壁、防盗门、家具等。室外按动按钮，室内响起铃声。可以大大减少老年人发生危险而家人却不知情的事情发生。

9

肠梗阻危机

接下来的日子，为了让父亲尽快康复，我在家里的工作重心就一个：变着法地给父亲做吃的，给他增加营养。正好赶上“十一”放假，我有充足的时间采购、做饭。由于老爹每顿饭吃得少，我就把一日三餐变成了五餐。为此还特意置办了一套儿童用的小碗、小碟。放假几天，我每天不是在采购，就是在做饭。

我觉得原先早餐的小米粥、软面包、鸡蛋羹太单调，得再加点蜂蜜或果酱，还得再有点菜增加维生素，可如果菜里纤维素太多了，父亲胃肠功能差，又接受不了，最终我选择切两片苹果或半个橘子。

中午的面片儿汤得用吊出的鸡汤来做，放上擀得薄薄的面片儿，鸡胸脯肉扒下来撕碎，再加上西红柿、菠菜叶、木耳丝，红红绿绿的一小碗。

晚上的粥和早上不能重样，早上如果是小米粥，晚上就熬大米粥，再加一点红枣、山药。怕枣核刺到嗓子、枣皮不好消化，要把枣核剔出来，再把枣肉切碎。副食当然不能少了蛋白质，如肉末炒胡萝卜丝、三色肝泥等。

三餐之间还得加点藕粉、芝麻糊之类的。

每当我看着父亲把摆在他面前的几个小碗里的各种色彩的东西一一“消灭”掉，我的心里就无比地舒畅。我心里盘算着，照这个速度下去，再有十天半个月，父亲就应该能恢复到从前了吧。

父亲面对眼前的各种小碗有时会面露难色，说：“哎呀，你给我提供的营养太丰富了，可是我这肚子里头装得满满的，吃不下了。”我就鼓励他“再吃一小口”或者“没关系，吃不了可以吃一半儿”“过一会儿再吃”。父亲不忍心看着我辛辛苦苦做出来的饭菜摆在那儿浪费，就硬着头皮往下咽。

终于，在 10 月 3 日早晨，父亲说：“我实在不能再往下吃了，从昨晚到现在肚子一直胀得难受。”看着父亲紧锁的眉头和痛苦的表情，我突然意识到：坏了！是不是吃得太多，胃肠负担太重，肠梗阻了？

我赶紧问道：“您昨天大便了吗？放屁了吗？”

父亲摇摇头说：“昨天既没拉也没放屁。”

我问：“您现在恶心吗？”

他回答说：“有一点，但是不厉害。就是不想吃饭，觉得肚子里满满的，胀得疼。”

我又问：“那您想喝点水吗？”

他说：“水也不想喝。”

我让父亲躺下，把我的左手平放在他的腹部，用右手的食指和中指在我的左手背上轻轻叩击，结果父亲的腹部呈高度鼓音。我又用右手在父亲的腹部轻轻地边摸、边移动、边按压，没发现明显包块，我初步判断胃肠高度胀气是腹部胀痛的原因之一，是否肠梗阻我就不知道了。

顿时，我陷入了无比的懊悔和深深的自责：出院时大夫一再叮嘱要增加活动，要吃好消化的软食，要警惕肠梗阻。我怎么在实际中就听归听、做归做了呢！我只一味地想着给父亲增加营养，恨不能他一口吃成个胖子。

现在可好，怀疑肠梗阻得禁食、禁水，不仅营养增加不了，还给父亲造成这么大的危险与痛苦。

我看着父亲鼓鼓的肚子，第一个想法就是想给他揉一揉，希望通过按摩能把气排出来。可是他腹部右边是造口，中间有一个长长的刀口，我不敢贸然行事，怕按摩不仅没起到作用，还因为腹部压力的增大再把伤口弄坏了，或者把肚皮里边造口的支架管给弄移位了。我一时不知道该怎么办才好。

书到用时方恨少。我赶紧通过网络开始肠梗阻知识的学习。通过学习得知，想要排气，可以用拇指以外的四指指腹，从右到左沿着结肠的方向进行适当的按摩。当按摩至左下腹时，应适当加强手指的压力，但是最好不要感觉到疼痛，长期的按摩能够帮助排气。

我决定试一试。根据父亲的实际情况，腹部右侧不敢碰，我只能按摩左侧，按摩路径相当于一个反向的C形，并一边按摩一边观察父亲的面部表情，父亲如果皱眉了，就说明手法重了，如果什么表情都没有很可能又轻了。我就在轻与重之间不断地摸索、体会。

时间一分一秒地过去，我就在那儿慢慢地揉啊、揉啊，盼望着奇迹的出现。同时我脑子里头已经做了最坏的打算，如果这种状态持续不能缓解或者还有发展，那就得上医院。

揉了差不多有一个多小时，也快到中午了，父亲不知道是真的有所缓解，还是怕我太累，让我先别揉了，他也休息休息。我停下手看着父亲，他由于昨天晚上腹胀没睡好觉，满脸的倦容。

我安顿他躺下，自己回到厨房，看着我预备的那么多食材，一点兴致也没有了。我不想吃饭，随便下了点面条。父亲吃不下饭，我也没有了做饭的动力。

可能是昨晚一宿没睡，中午父亲倒是睡了一小觉。父亲醒来以后，我问他感觉怎么样，他说："放了一个屁。"

我喜出望外，心里甚至有点小激动，这是好转的迹象啊！多数情况下，凡是有肠梗阻的病人，医生最关心的事情，就是患者排气了没有。如果小肠的梗阻没有解除，食物一直在小肠里，大肠里是空虚的，这个时候不可能排气。如果排气了，大多数情况下预示着肠道通畅了。

但也有例外，比如说肠梗阻的早期，原来大肠内还是有一些食物残渣的，它也会发酵，到一定的时候它也会排气，关键是排气以后，肚子疼、胀这种症状是否消除。排出大便是肠道通畅的最有力的证据。我赶紧轻轻地按了按父亲的腹部，问他感觉怎么样。

父亲说："还是有些胀，但不疼了。"

看来病情有所缓解，医院暂时是不用去了。

我是一个比较敏感的人，以前除了养育自己孩子时可以一把屎一把尿以外，平时见不得各种排泄物，就是听见这些词也都会难受好久。但是现在每天观察父亲的尿、盼着他的大便，甚至听他说放屁，我都无比地高兴，完全没有了以前的那种难受的感觉。不知不觉中，我的许多"臭"毛病也被治愈了。

中午没让父亲吃饭，但是他的造口需要足够的尿液来冲洗，所以让父亲喝了少量的水。

到了晚上，父亲说："我上个厕所试一试，看看能不能拉出来。"父亲是自己在主动配合治疗。经过努力，父亲终于排出了大便。虽然量不多，有点干，但是肠道总算是通畅了。

警报解除后，我向父亲表达了愧疚。

"都怨我，太心急了，我让您一下吃了那么多东西。结果得不偿失，让您受罪了。"

父亲一点都没有责怪我，他说："这事不能怪你，你也是好心，想让我赶紧恢复。主要还是赖我，我吃不下了还强迫自己往下吃。这回我也知道了，以后控制一下饭量，没事儿。"

从此以后，我在父亲吃饭的问题上，心里又多了一根弦儿。不仅要增加营养，还要充分考虑到老年人的胃肠功能，不能像年轻人一样。在给他增加营养的同时，控制好进食的节奏和量，细水长流，慢慢来。看来我原来想象的十天半个月恢复的计划肯定要延长了。但无论如何，决不能再出现类似的情况。

这件事发生以后，我去了医院的营养科，找专业人士进行咨询和学习。后面还会谈到，吃饭不是一件小事，营养是一门学问。在老年病人康复的漫长过程中，营养起着非常重要的作用。

小贴士：

1. 肠梗阻：肠内容物不能顺利通过肠道，称为肠梗阻，是外科常见的急腹症之一。典型症状是患者出现腹痛腹胀、恶心呕吐、停止排气排便等。肠梗阻分为完全性梗阻和不完全性梗阻。临床上怀疑存在肠梗阻时，最常用的诊断方法是拍"立位腹平片"，也就是通过 X 线片观察病人是否存在肠梗阻。

2. 营养科：医院的营养科就是给亚健康及患者做营养检测、营养评估、营养配餐、营养方案制订等，给住院患者或有需要的人群提供肠内、肠外营养制剂的科室。

10

千万不能跌倒

“肠梗阻事件”之后，我突然意识到，出院前医生的嘱托，可谓是字字千金，每一句话都是用无数的经验教训换来的。虽然当时一字一句都记了下来，但是并没有真正体会其中蕴含的意义。父亲险些肠梗阻这件事，让我开始重新梳理、反复思考医嘱的含义。

有一条就是大夫曾反复叮嘱的，回家后一定要注意，千万别摔跤。老人年岁大，骨质疏松，一旦跌倒，基本上都会导致骨折，许多老年人往往不是死于骨折，而是死于骨折卧床后引起的并发症。

吃一堑，长一智。我已经犯了一回错误，现在需要举一反三，触类旁通，防范各种可能发生的风险。我开始考虑如何预防老人跌倒。

首先是老人用的拐杖。父亲的拐杖很普通，是我在他 85 岁生日时送给他的生日礼物。怕他出门遇到磕、绊时跌倒，我费了许多口舌说服他使用。父亲每天顺从地带着拐杖出门，但在平坦的地方遛弯时，他嫌拐杖碍事，总是把拐杖横攥在手里不用。大院里的人都知道有个“拿着”拐杖遛弯儿的老先生。我看他走路还挺稳的，也就没强迫他从始至终拄着拐杖。但是现在看来，这根拐杖父亲即使用着，它的稳定性也显然不够了。

我根据父亲目前肌肉力量的情况，在网上经过比较，为他选了一款可折叠的助行器。助行器打开是门字形的，人站在里面，左、前、右三面均有支架保护，四条腿底下还装有防滑垫。整个助行器是铝合金的，很轻，使用时两手可以握住左右的把手进行支撑或移动。如果父亲哪条腿有一点发软，两只手可以同时支撑，极大限度地防止人跌倒。但这款助行器的缺点是占地比较大，要求走路的通道比较宽敞。

父亲走路的风险排除后，我又开始观察住了多年的家。这是一个三居室，20世纪80年代末的房型。客厅不大，却有五个门分别通往过道、卫生间和三个卧室，把大厅的四面墙拆分得七零八落，除了靠北面的半面墙外，几乎没有能够放家具的地方。

唯一能放家具的北边那半面墙也不宽，勉强放了一个三人沙发、一张桌子，就顶到了过道。为了客人来访时坐着方便，把沙发放在一进门靠过道的地方。沙发不高，但是现在审视起来发现，如果人进门的时候急于往里走，有的时候上半身会先过去，而脚下就容易被绊着。

这让我想起前一段时间一位同事在家里手腕骨折的事情，她就是摔在了沙发上。我当时很惊讶，怎么沙发还能把人摔成骨折。她说就是因为沙发矮，上面是空的，她急于要转过去，结果在脚底绊了一下，人摔在了沙发上，用手去撑的时候手腕戳了一下，竟然就骨折了。

现在看来沙发成了我们家的一个重大安全隐患。老人年岁大了，即使没什么急事，腿脚不利索，也容易被绊倒。我决定给沙发和桌子换个位置。开始老人不同意，不愿意折腾。

我又开始了劝说工作："咱们把沙发放在这儿，为的是客人来了就能坐下。但是现在你们岁数都这么大了，家里一年也来不了几个客人，就算来客人了，来的人年岁也都大了。他们如果被这个沙发绊倒了，那后果可就严重了。现在咱们家里的摆设要讲安全第一。”

父亲同意了我的这个想法，把沙发和桌子换了个位置，沙发靠里，桌子靠过道。桌子的高度有 1.3 米左右，一进门就是桌子是有一点堵得慌，但是肯定不会发生被绊倒的事情。

在这之后，我又仔细观察了我们家的其他地方。厕所比较狭小，进入厕所还有一个台阶，助行器无法使用。我就在厕所马桶旁边加了一根扶手、在马桶对面墙上装了一个把杆，这样在上厕所的时候就不会发生由于坐下、起来或者上下台阶时站不稳摔倒的情况。

再有就是老人穿的鞋。我以前买鞋主要考虑的是大小、质量，对是否防滑没有过多的关注。这一次我把父亲穿的所有的鞋都拿出来，在家里的地面上洒上水，一双一双地试，只要鞋底不防滑的一律淘汰。我以后再买鞋的时候，防滑成了第一考虑因素。

接下来的任务就是仔细观察父亲在家里的日常活动，从中找出可能的危险因素。比如，他有的时候觉得距离近就懒得用助行器；有时一边用助行器，一只手还兼顾着拿较重的东西或较滑的饭碗；有时站起来还没站稳就要走路；等等。我想必须好好做做他的思想工作，让他自己真正提高防跌倒意识。

一个傍晚，我让父亲在沙发上坐好，我坐在他的对面，跟他拉起了家常。

“爸，你记不记得我小时候，你总说我性子急，上个楼梯不是一级一级往上走，而是两级两级地往上蹦？经常因为人小腿短磕着绊着？”

父亲听我这么一说，脸上又浮现出慈爱的笑容：“怎么不记得？说你多少次也不改，也不知道你着的什么急。”

“那您现在一看我吃完饭去厨房洗碗，就要把自己的饭碗也赶紧给我送过去，还没站稳就着急迈步走路，这跟我小时候上台阶是不是有点相似？”

父亲是一个非常睿智的老人。我跟他聊到这儿，他会心一笑，说："噢，在这儿等着我哪？放心吧，我听明白了，我会按照你规定的去做，保证不摔跤。"

我说："这就对啦！"然后在父亲的宽大鼻子上轻轻地刮了一下。父亲笑眯眯地欣然接受了。

小时候，每当我犯了错误，父亲在批评教育我之后，如果我认错认得好，保证不再犯，父亲都会在我的小鼻子上轻轻刮一下，一是默许我认错成功，二是象征性地惩罚一下。虽然从小到大父亲从没有打过我一下，但刮鼻子这个小动作却伴随着我的成长。没想到，现在这个小动作又在我们父女间重新上演，只不过角色进行了互换，因为父亲现在变成了"老小孩"。

小贴士：

把杆的购买和安装：量好尺寸，网上购买很方便。但安装时要往墙里打眼儿，需要电钻等专业工具。建议不要怕麻烦，如果日后再装修时应提前考虑。

11

帮助父亲走出愧疚的阴影

“唉！你这儿刚收拾完碗筷就扫地、拖地，连口气都顾不上喘，我一个大活人整天就只能干看着，我没用啊！”父亲一边说，一边叹着气。

我父母是典型的女主外男主内，母亲年轻时风风火火，办事干练，在单位独当一面，无奈单位离家太远，在路上就要耗费四个小时，每天天不亮就出家门，我都睡下了才进家门，所以父亲就包揽了所有家务，无论是做饭、扫地、收拾屋子、家庭用具的修修补补，还是针线活，包括对我的教育，基本都由父亲承担。

父母都退休后，母亲患上了严重的神经衰弱，被失眠折磨得痛苦万分，后来发展成了严重的神经官能症，父亲仍旧包揽家务。一辈子这么干过来，现在突然什么也干不了了，父亲在极度不适应的同时，看着给我“平添”的家务活，他内心充满愧疚。

他每次看到我扫地、拖地，都会重复着同一句话：“我现在真没用了，这么点事我也干不了了。你一天到晚那么忙，买菜、做饭、伺候我不说，回家还得搞卫生。”说完就会用手在脸上搓搓，看似在干洗脸，其实是在掩饰湿润的眼眶，顺便抹掉“不争气”的眼泪。

刚出院回家的时候，父亲因为腹部伤口的原因还不能弯腰，晚上都是我给他洗脚、擦脚。

有一天我把父亲的脚放在脚盆里，让他先泡一会儿，我抓紧时间去忙点儿别的。可是当我偶尔探头看一下，发现父亲正自己吃力地拽着裤腿，想试着把脚抬起来自己擦，但是他的脚却怎么也抬不起来。

不知道是因为抬脚的时候腹肌的收缩引起了伤口疼痛，还是双手无力、拽不动自己不听使唤的脚的缘故，虽然把盆里的水弄得到处都是，可父亲还是没有能把脚抬起来。父亲又想用手拿着干毛巾去够自己的脚，结果是手没碰到脚面，毛巾却掉到了盆里。

父亲满脸沮丧，叹口气，再一次重复着说过多次的话：“我真是没用，连自己的脚都擦不了了。我这一辈子就怕给别人添麻烦，现在倒好，真成了累赘了。我这得拖累你们到什么时候啊！”

看着父亲这个样子，我心里也很不是滋味。父亲怎么一夜间就老了呢？可是我不敢表现出来，还装作若无其事，大大咧咧地说：“您这想得可有点太多了，您现在这样是有原因的，不是因为生病手术了吗？等到恢复好了，您就又成了什么都能干的大能人了。我还指望着您帮我做饭、收拾屋子呢！”

“还能有那么一天吗？我怎么就不相信你说的话呢？”

“我什么时候骗过您呢？我可是个诚实的好孩子啊！相信我！你现在不要东想西想，就好好养病。你现在想得越少，你的身体恢复得越快。”

说归说，还得想办法用事实让父亲看到希望。

从那以后，我不再在父亲洗脚的时候去干别的事，而是一直就陪着他。估摸着到时间了，我就主动地把他的脚从水盆里捞出来，帮他擦脚。因为现在他确实还没有自己擦脚的能力，就不给他自己去尝试失败的机会。

过了大约一个星期，我估摸着刀口长得差不多了，稍微弯弯腰应该没什么问题了。在给父亲洗脚的时候，我就跟他聊天，给他做一个心理暗示。

“爸，您今天溜达的时候觉得腿上有点劲儿了没有？”

父亲说：“劲儿是没有明显的增加，但是走起来好像不那么累了，我今天比昨天多走了两圈。”

我说：“好啊！有进步啊！”我紧接着又问：“起床的时候，肚子上的伤口还有什么感觉没有？”

父亲想了想：“你不说我也没注意，好像不像原来那么别扭了。”

我说：“那咱们今天洗完脚，你试试看你的脚自己能不能抬起来，我给您帮忙。”

父亲马上明白了我的意思，还没等我的话音落下，他竟然自己就把脚抬了起来。我刚要去拿毛巾帮他擦脚，父亲说：“你等等。”他用右手抓住了左腿的裤腿，稍微往上一用力，就把左脚放到了右腿的膝盖上。

我说：“这脚都能放到腿上啦？那擦脚就更不是事儿了。”

我把毛巾递到他手里，父亲开始自己擦脚。他擦得相当认真和仔细，脚心、脚背、脚趾头缝儿里到处都擦得干干净净，好像他擦的不是脚，而是一件工艺品。

等到父亲自己把两只脚都擦完，我向他竖起了大拇指。父亲也高兴得像中了大奖一样，迫不及待地跟我说：“我能自己擦脚了！我能自己擦脚了！”说完还像个孩子似的呵呵地笑了起来。看着父亲高兴的样子，我也被感染了，手舞足蹈起来。

“您看我说什么来着，你身体能恢复吧！别看您这么大岁数，身体棒着呢！”

有了洗脚这件事情的鼓励，父亲好像看到了希望。他一改原来单纯愧疚的想法，开始积极努力，从最小的事情做起，向着康复努力。

父亲说："我既然现在搞不了卫生，我可以保持卫生啊！这样就能减少你扫地和收拾屋子的次数了。"

父亲说到做到，他在剪手指甲的时候，不再随意地把指甲剪在地上，而是找一张报纸铺在腿上，仔细认真地把指甲都剪在报纸上，然后，再把指甲收集起来，倒在他座位旁边一个专门放垃圾的小桶里。

他吃了零食的包装纸，或者嗑下来的瓜子皮，也都认真地收集起来。而且为了减少倒垃圾的次数，他会把包装纸叠了又叠，捏了又捏，尽量减少垃圾的体积，能让小桶里多装些东西。从某种意义上说，他这也属于垃圾减排吧。

父亲甚至开始帮我择菜。他会让我把要择的菜放在盆里，给他摆在座位前的小凳上，然后他就戴上老花镜，一点一点地、慢慢地、认认真真地择，他把择菜当作一项非常重要的工作去做。

我也非常配合地买些方便他操作的蔬菜，像扁豆、小白菜之类的，既好拿又费工夫。每次吃饭时，我都会夸他："爸，您可给我帮大忙了，这菜择起来这么费劲，要不是您帮忙，咱哪能这么快就吃上饭呢！"

父亲的脸上掠过一丝不易察觉的小得意。

随着父亲能干的小事越来越多了，我不再看到他满怀愧疚的表情，也不再听到"没用""累赘"之类的字眼。他的精神状态越来越好。

我在心中暗暗为父亲鼓劲儿："老爸，加油！"

小贴士：

重视慢性病治疗中的心理保健工作：

1. 慢性病患者普遍存在着心理问题及心理症状：不仅包括对所患疾病

的不现实态度、悲观失望的情绪等，还会产生像失眠、头昏、胃肠功能紊乱、心血管功能障碍等各种功能性躯体症状及病感；有的患者所患慢性病的本身就是“身心疾病”，甚至是单纯的“心理疾病”。

2. 很多慢性病的症状表现本身就包括躯体与心理两个方面，二者共同构成“病”的整体。因为心理方面的症状表现，同样会给患者造成痛苦，损害病人的生活质量，影响疾病的预后和转归，理应被视为所患“慢性病”的一部分，加以应有的重视和治疗。

12

幸福陪伴

下班了，我骑上自行车，踏上回家的路。初冬的北京，天黑得越来越早，出单位大门的时候，天就已经擦黑了。

我骑着自行车，随着车流缓缓前行，心里盘算着晚上做什么吃的。偶尔低头扫一眼车筐里的东西，那是我利用中午休息时间去菜市场采购的水果和蔬菜。

马路上的车越来越多了，行驶的速度也越来越缓慢。放眼看去，汽车尾部的红灯像长龙一样排成一串，汽车喇叭的滴滴声此起彼伏。马路上的汽车尾灯和路边店铺里的各种灯光交织在一起，再加上高大建筑上的巨型 LED 广告，让北京冬天的傍晚明亮了起来。

但此时此刻，充斥我内心的只有一件事：赶紧回家，赶紧见到我久病缠身的父亲。经过 40 分钟的骑行，一路领略着城市的繁华与安宁，一路沉淀着自己的心绪，等到进家门的时候，我已经从一个职业女性完全转变成了一个家庭主妇、一个女儿。

一进家门，我的眼神就会像扫描机一样，热切地在父亲身上扫描一遍，从头到脚，看看他脸上的气色和神态，脸上是笑容还是愁容，站起身时是轻松还是艰难，如果一切都和我早上离开家时一样，我就会先和父亲打个招呼，然后匆匆换了衣服，一头扎进厨房。

父亲见到我回家，也非常高兴，马上来了精神。看我在厨房忙碌，他会扶着助步器凑到厨房门口，陪着我做饭。我也就一边做着饭，一边和父亲聊天儿。

“爸，您今天在家干吗啦？”

“我能干吗？还是老一套呗。看看报纸，中午吃完饭，躺下睡一觉，下午起床就等着你回来了。”

“今天没接到什么电话啊？”

“接着了一个，好像是什么理财的，我一听就给挂了。”

“您做得太对了，现在您在家时间长了，接到骚扰电话的机会也就多了，他们要是知道就老年人一个人在家，又该忽悠您买保健品了。”

“放心吧，我有你这么个保健医生在身边，还用自己瞎找什么保健品啊！我才不会上他们的当呢！”

“今天您大便怎么样？给您留的饭都吃了吗？喝了几杯水呀？”

“大便挺好的，不软不硬。你留的饭有点儿多，但是我也都吃了。水没少喝，你看看我的尿的颜色怎么样？”

父亲一边说，一边撩起衣服，露出尿袋。我一边切菜一边瞟了一眼，尿还挺清亮，颜色也是淡黄色的，顿时心里一阵轻松，说：“嗯，不错，我一看你今天尿的颜色，就知道你完成喝水的任务了。”一边说一边冲他伸出了大拇指。

很快，饭菜端上了桌。我们俩边吃边聊。这回轮到父亲发问了：“你今天在单位怎么样？有什么新鲜事？”

“单位又不是电影院，哪能天天都有新鲜事，但是……”

我故意顿了顿，卖了个关子，给父亲的碗里夹了一筷子鸡丝，然后拉长声音说：“今天上菜市场，倒是听说个新鲜事。”

“哦？”

“您知道吗，我天天买菜的那个菜市场要拆啦，那么大个菜市场，现在都在甩卖呢。不过菜价没什么变化，说是甩卖，其实一点儿也不便宜，就是利用了人们的心理，觉得甩卖会便宜。但是人倒真是明显多了不少。”

“哎哟,那以后上哪去买菜呀？实在不行,等过一段时间我再恢复恢复,干脆我帮你买菜吧。”看得出来,父亲被这个消息震惊了,并且显得有些着急。

“不行不行，您自己走路我都不放心，还能再让您去买菜？您哪一只手能腾出来拎菜？再说您也不会买啊，您不记得了，我妈原来就总说您，什么不好、什么贵就买什么回来。现在您比原来更会买啦？”我机关枪似的喷出一连串的话。

“那让你这么一说，我现在真没用了，什么也干不了。”父亲说着，脸上原本自然的笑容渐渐消失了，变成了苦笑。

我意识到我的话太直白了，我这个急性子可没随父亲，在单位不得已还有所克制，一回到家就原形毕露了，忘了顾及父亲脆弱的内心感受。

“瞧您说的，我可不是那个意思。咱得用人的长处不是！”我赶紧打着圆场，转移话题。

“不过您买菜确实不在行，但您有在行的呀，您心灵手巧，我得用人之长啊！您看天越来越冷了，前两天我把手套找出来了，可发现手套上有个洞，您得帮我补补。”

父亲的手确实非常巧。以前北京的商品供应紧张，品种也不丰富，我读初中时穿的毛衣、毛裤都是父亲亲手给我织的，我的衣服也都是父亲用家里的缝纫机给我做的，他做的针线活比有些女同志做得还漂亮。

果然，父亲听了我的话高兴起来。

“这好办，你赶紧把手套拿出来给我看看。”一听我说有活儿干，父亲饭也顾不上吃了，马上让我把他的“工作”找出来。

我说：“您着什么急呀，等我把饭吃完了，再找也不迟。”

从此，我每天都会给父亲找点“小活”，一是避免他寂寞无聊，二是让他觉得他还有用。

晚饭后，是我收拾碗筷、准备第二天的饭菜的时间，也是父亲关心国家大事、看新闻联播的时间。等我忙活完，“焦点访谈”节目基本上也结束了。我开始帮父亲洗洗涮涮，做上床前的准备工作。

每天我帮父亲洗脚的时间是我们爷儿俩最轻松、最愉快的时候。屋内温馨而柔和的灯光洒下来，照在我们俩的身上。父亲把脚放在水盆里，上半身随意地斜靠在沙发上。

我搬个小凳子坐在他脚前，一边听着窗外偶尔传来的汽车喇叭声和狗叫声，一边不时地往父亲的脚盆里加些热水。我要在这一段时间里完成对父亲身体状况的了解，及时发现一些小毛病，想出调整措施，以及对他第二天的生活做出安排。

我一边放松地和父亲东拉西扯，一边观察着父亲。

“哟，爸，您的脚今天好像肿得比昨天厉害。今天水喝多啦？”

“没有啊，和平常一样啊。”父亲回答。

我用手摁一摁，父亲的脚面上出现了一个小坑。

看到脚面上的小坑，父亲有点紧张。

“哎呀，是不是泡脚泡的时间长了，给泡肿了？”

“不会的，您的脚又不是海绵做的，哪能那么吸水！”

父亲一听“扑哧”一声乐了：“我觉得也不像是泡脚引起的，人家都说泡脚能改善血液循环呢！”

“但是，也不能那么绝对，有可能因为泡脚时间长了，局部血液循环改善了，脚部的毛细血管扩张了，血液流到下边来，但是如果血液回流不好，也可能造成脚肿的情况，这样吧，咱们今天泡的时间稍微短一点，然后您把脚尽量抬高试试。我给您找个小凳子，放在沙发边上，明天我不在家的时候，您尽量把脚放小凳子上，帮助血液回流，咱们观察观察。”

第二天泡脚的时候，我先观察父亲脚肿的情况。

“爸，今天似乎比昨天好一点儿。是泡的时间短了，还是因为脚抬高了？”

父亲说：“我可是严格按照你的要求，白天坐着没事的时候我就把脚抬起来。不过脚老抬着，腰又不舒服了，老一种姿势，这腰酸疼酸疼的。”

“啊，咱可别这么机械呀！没关系，明天咱们脚抬一会儿，可以放下来休息一会儿，别老一个姿势。”

我赶紧从家里翻出来跌打镇痛膏给父亲贴上。

泡完脚，父亲还不愿意马上睡觉，看得出来，他白天太寂寞了，非常愿意有个人陪他聊天。我们又开始天南海北、漫无目的地聊起天来，我惊奇地发现，不知道从什么时候开始，我们的“家庭小说连播”节目由我主播，慢慢地变成了由父亲主播。

父亲最爱给我讲他中午听的评书联播。看着父亲慢条斯理、不慌不忙地一边回忆、一边讲着评书的内容，看着他投入的神情、努力回忆的样子和沉浸在故事内容里神情的变化，我感到非常有意思。

他也会给我讲他从报纸、杂志上看来的故事，有的时候我嫌他讲的节奏太慢，着急知道故事的结果，自己抓过报纸来看一看。经常是我几眼就扫完了故事的梗概，父亲还在那里不紧不慢地讲着，好像回到了他当年的课堂，好像是为了给学生讲懂一个问题，有意识地拿捏着节奏，在等着学生们慢慢地思考和理解。这让我蓦然想起，父亲可是有三十多年教龄的老教师啊。

我刚开始听父亲讲故事的时候爱着急，经常在父亲还在慢慢讲的时候，就打断父亲的话，抢先把结果说了出来，但父亲似乎没听到我的话，依旧按他的节奏往下讲。后来我意识到，我不应该打断父亲的思路，他不仅仅是在讲故事本身，他是在讲故事的过程中，不知不觉地运用他一辈子积累的驾轻就熟的讲课技巧，重温他当年的讲课生涯，那是他一生最值得骄傲的经历和财富。

后来，看着他专注、认真、享受的样子，我也不知不觉地、慢慢地被感染了，很专注地去听他讲，此时此刻他就是老师，我就是他的学生。

如果没有什么他觉得有意思的内容，他也非常愿意给我讲他的从前，那些他从来没有跟我讲过的事情。这可能就是人们常说的“老人爱回忆”吧！

欢乐的时光总是过得很快。“爸，该睡觉了，再不睡觉明天早上我就起不来了。”在我的催促下，父亲收起了他的话匣子，但是我们都盼望着“且听下回分解”。

我服侍父亲上了床，帮他把被角掖好，再在他脚上搭一个小被子，给他的脚部保暖。最后帮助他摘掉助听器，伏在他的耳边说：“爸爸，晚安！祝您做个好梦！”然后在他的额头上亲一下，这是他重病后我们每天晚上必不可少的仪式。父亲看着我，冲我笑了，眨眨眼，表示一切都好，让我放心。

我关上灯，退出父亲的房间。在把父亲的房门轻轻关上那一刹那，我的内心充满了幸福、愉悦与安宁。我希望日子能这样日复一日地过下去，我能天天和父亲聊天儿，能够天天在温馨的气氛下和父亲说一声“晚安”。

小贴士：

情志护理的方法：

1. 说理开导法：针对患者不同的症结，运用正确的语言进行劝说开导，使其端正对事物的看法，自觉调摄情志，积极配合治疗护理的一种方法。

2. 顺情从欲法：顺从患者的意志、情绪，满足患者心身需要的一种情志护理方法，适用于当所求意愿不遂而生的病变。但对不利于治疗和康复的要求，应该给予诚恳的说服教育。

3. 移情解惑法：移情是指采取一定的措施，转移人们的注意力，以摆脱不良情绪的方法。解惑是解除患者对事物的误解和疑惑，从而恢复健康。患者常会对疾病产生各种各样的疑惑和猜测，特别是性格抑郁，沉默寡言的患者更为突出，在护理工作中，应耐心解释病情，传授疾病的健康保健知识。

4. 宣泄解郁法：通过发泄、哭诉等方式宣泄恼怒、悲伤等不良情绪，以恢复心理平衡的方法。但宣泄不宜过久，以免伤身。

5. 以情胜情法：又称情志相胜法，是根据五行生克原理，用相克制的情致来转移和干扰对人体有害的情绪，以恢复良好情绪状态的方法。应根据患者的具体情况具体分析，不能按照五行相胜的原理，简单机械地套用。

6. 积极暗示法：医护人员运用表情、语言、行为、举止等给予患者积极的影响，使其解除精神负担，增强治疗信心，从而促进治疗和康复的方法。

第二章

造口——『下岗』膀胱的继任者

1

难以接受的尿袋

父亲回家有半个多月了，日常生活基本就绪。但是我发现，父亲的情绪有了一些变化。虽然原来父亲的话就不多，但是脸上总是挂着慈祥的微笑，平日里总是可以看得出来他的安详与满足。但是这半个月，我发现他不仅话越来越少，而且脸上的笑容也越来越少。

父亲大部分时间坐在沙发上，少言寡语，经常低垂着眼皮，一只手揉搓着另一只手，目光就像粘在双手上。如果不是双手在动，就仿佛是一座雕像。父亲偶尔抬起眼皮，眼神也总是躲躲闪闪的。

如果我有某些事情征求他的意见，他也总是简单地说："行""可以""你看着办吧"。而且我发现，他非常怕给别人添麻烦，很多事情宁愿自己忍着也不叫人帮忙。比如喝水，如果我问他喝不喝水，他会说"喝点吧"，但他从不会主动叫我帮他倒水。

我总是说"您有事就叫我""有事您就说话""您怎么不跟我说呀，不喝水，尿量少，对您的造口不好"，等等，即使我反复这样说，他也依旧不吭声。

我意识到，一向心理健康、坚强豁达的老人，因为这次巨大的身体创伤，心理也受到了影响。需要进行心理上的疏导了。可我不懂心理学，我只能凭着对父亲的了解和观察，摸索着想办法开始对他进行心理护理。

怎么了解病人心理？一开始我先找家里有癌症病人的朋友、同事聊天，了解他们的感受与体会，有机会就积极参加“造口联谊会”。经过接触交流，我发现我太不了解这个群体了，没想到他们身体上和心理上都承受着这么大的痛苦。人们往往重视患者身体上的病痛，而患者心理上的痛苦就像隐藏在海面以下的冰山，巨大而不易被察觉。

怎么让父亲尽快走出心理阴影？我开始试着“话聊”。一开始不知道从何说起，一个偶然的话题让我找到了方向：把我要表达的内容编成故事，不直接说教，潜移默化地让父亲了解他的病情、跟着我的思路走。

让我没想到的是，这样做效果非常好，而且屡试不爽，渗透到生活中的方方面面，一直沿用至今，帮助父亲克服了各个阶段出现的不同心理问题。我把每天的“话聊”叫作“家庭小说联播”。

在家里经常可以看到这样的情景：父亲坐在沙发上，我坐在他对面或他旁边，看似有意无意地说着从外面听来的八卦，眼睛却时刻观察着父亲脸上表情的细微变化，同时调整“故事”内容。可以看出，父亲很享受和我聊天的时光。

我：“爸，您知道吗，今天我去开会，和 ×× 坐一起，他父亲也是这个病，得病时才 65 岁。”

爸：“嗯。”父亲的喉咙里挤出一丝声响，算是对我的回应。

我：“您猜他现在多大啦？”

我：“他爸今年 85 啦！啥事没有，棒着呢！”

父亲抬起了眼皮，一丝亮光从他眼睛里一闪而过。我捕捉到了这个细微的变化，意识到父亲对这个信息感兴趣，马上把我了解的相关疾病知识用最浅显的白话开始进行科普。

我："爸，您知道吗，膀胱癌不容易扩散，在癌症里算是很'善良'的，××父亲的病情比您严重，开始不知道，尿了一次血后不尿了就没当回事，耽误了半年。"

爸："哟，那可不好。"（他终于说话了）

我："他也做的电切，复发了好几次，最后没辙了用的特厉害的药进行膀胱冲洗，挺遭罪的，把膀胱刺激得20分钟就得上一次厕所。但是好了以后到现在也没事儿。"

爸："我的膀胱全摘了。"

我："您的病情比他轻，发现还及时。您摘膀胱其实是因祸得福，主要是因为发病在膀胱三角区，引起排尿刺激症状明显，摘膀胱主要是为了解决你排尿困难的问题，顺便也去病根了，一举两得。"

爸："哦，照你这么说我还命挺好，这个瘤子会挑地方，让我症状明显，能及时发现，还让大夫下决心斩草除根了。"

我："太对了！您现在除了把膀胱换成了一个尿袋以外，跟以前没有什么区别。"

父亲脸上的表情明显轻松起来，还主动向我"汇报"了一天的饮食起居情况。

原来，"膀胱癌"这三个字就像一座大山压在他的心上，让他时时刻刻想着这个事，喘不过气来。他就像迷失在森林里的孩子，既恐惧又迷茫，想了解病情又怕问出不好的结果，不知道该怎么办，所以只能选择沉默。

这次聊天让我触摸到了父亲的心理，其实他很渴望了解疾病、了解他的身体情况，我所要做的就是一点一点介绍知识、增强他的信心、让他逐步放下思想包袱。

第一个故事取得成功后，我开始了第二个故事。需要强调的是我给父亲讲的每一个故事都是真实的，只不过在简单的事情上丰富了一些与疾病相关的知识，以故事的形式出现罢了。真实是取得信任的基础，也是父亲一贯教育我的做人的准则。

我：“爸，今天我们医院收了一个肾衰的病人，年龄不大，您猜因为什么肾衰？”

爸：“……”

我：“肾积水。”

父亲听到“肾积水”这三个熟悉的字眼抬起了头。

我：“肾里才有多大空间啊？尿如果在肾里不能及时排出，就会压迫肾实质，时间长了肾脏就失去功能了。”

爸：“这么严重？”

我：“您手术前因为膀胱问题已经有轻微的肾积水了，我当时还不理解大夫为什么那么关注肾是否积水，原来肾积水能引起肾衰啊！”

爸：“对，我在ICU还做过床旁B超看看肾积水情况呢。大夫说没积水、挺好的。”

我：“您得感谢这个尿袋，不仅让您不再忍受尿不出尿的痛苦，还避免了肾积水，挽救了您的肾。”

爸：“我知道肾衰这个病可厉害呀，看来我的身体还可以，肾脏还没出毛病。”

我：“那是当然！不仅没肾积水，肾功能各项指标也棒着呢！大夫要不是因为您身体各项指标都好，还不给您做那么大手术呢！”

爸：“是吗！我这个样子还好哪？我以为我要不行了呢！”

我：“您想哪儿去啦！您现在身体的状况再活个十年八年没问题！”

父亲嘴上说着“哪能活那么久”，脸上却浮现出了久违的笑意。

慢慢地，和父亲聊天时，他的话逐渐多了起来，偶尔还会和我开个玩笑。

一天和父亲闲聊时说起尿袋的事情，父亲说："说实话，我一想到我得背着这个玩意儿去见马克思，心里还真不是滋味。我以前看见过别人带尿袋，没想到我自己也带上尿袋了，唉！"

看来父亲对尿袋还是不太能接受，虽然我有机会就和他讲尿袋的"功劳"，但我发现只靠讲故事不能解决问题，我还得寻找其他方法。

机会终于来了。一天我陪父亲在外面晒太阳，远远看见了父亲的一个老熟人。这位老熟人脑出血偏瘫20年后又得了直肠癌，腹部造口，带上了粪袋。

我抓住时机问父亲："王叔叔那粪袋和你的尿袋不知有什么区别？他带了也有两年了吧？咱们问问他怎么处理的？"

父亲说："好啊！原来只知道他雪上加霜，半身不遂又加上个粪袋，还真没关心过他带上粪袋后怎么过的。"

两个老熟人寒暄过后，父亲问："老王，你带个粪袋适应吗？"

王叔叔很健谈。"不适应怎么办呢？要想活着必须适应啊！"可能王叔叔也经历过对粪袋的抵触，主动劝起了父亲，"你那个比我这个好多了，你那袋里装的是尿，我这装的是屎。你那个不招人讨厌，我这个弄不好还招人讨厌呢！"

父亲叹了口气："唉，屎和尿不都一样吗？都够讨厌的！"

王叔叔不愧是"老江湖"，劝起人来一套一套的："这造口就好像下水道，原来的出水口坏了不能用了，需要在另一个地方开一个口把水排出来。也就现在科学技术发展了，咱又符合条件能享受到，还有的身体不允许或者其他条件不允许的，想给下水道改道还改不成呢！"

爸："老王，你倒真想得开啊！"

王："想不开怎么办？已然这样了，高高兴兴是一天，别别扭扭也是一天。咱都是鬼门关上走过一趟的人了，还有啥想不开的！”

事情往往就是这样，你苦口婆心劝半天，不如病友一句话。父亲从那天起，一下子就转变了对尿袋的态度。

后来再聊天时他对我说：“现在我从心里感谢这个造口，它让我不被尿憋死。我把造口袋当作自己身体的一部分就不讨厌它了。”

从此我又多了一个方法：鼓励他多出门，多和老伙伴及病友接触，互相安慰、互相鼓励，激发他重归术前生活和社会活动的信心。

以前我陪父亲出去散步，都找人少的、清净的地方，一来是父亲原来就不爱凑热闹，二是我担心大家东一句、西一句的，哪句话说得不合适，让父亲不高兴。现在我发现我可能错了，大病后的父亲变了，变得喜欢热闹了，而且老年人凑在一起，大家都面临着同样的身体衰退的情境，聊起天来都是互相鼓励、互相介绍经验，满满的正能量。

看着白发苍苍的大爷大妈们围坐在小花园里，有时高谈阔论，有时哈哈大笑，有时争执不休，像极了幼儿园的小朋友们。父亲身在其中，虽然话不多，但也明显地受到了感染，情绪比原来好多了。

小贴士：

造口联谊会：一些大医院为指导造口患者更好地康复，定期组织患者及家属举行讲座、指导，患者间也可交流经验，是非常好的交流平台。通过有目的、有计划、有步骤、有针对性地进行健康教育、心理疏导，可以改变患者不良的心理状态和健康行为，有利于其社会生活的恢复，从而从整体上提高患者健康状况和生活质量。

2

进一步了解造口

术后大约一个月，我替父亲去参加了一次造口联谊会。联谊会安排在医院的一个教室里。

教室不大，前面讲台的投影已经调试好，显示着要讲的内容："泌尿系统疾病造口的类型与护理"。再往里看，屋子里已经坐了二十几位老人，护士在忙前忙后地为参会人员发放宣传资料。

我找了个角落的位置坐下来，好奇地仔细观察，都什么样的人成了"造口人"？

参加联谊会的有老年人，也有替家人来的年轻人；老年男性多于老年女性；有自己来的，也有两口子一起来的。但大家精神状态都很好，衣着得体，把造口袋"安排"得很好，从外表根本看不出是造口患者。

开始讲课了，一位年轻的外科医生首先放出一张泌尿系统的彩色图，非常具有视觉冲击力。大夫逐一给我们讲解图上各器官的名称和作用，然后讲膀胱切除后尿液怎么排出体外。原来我以为膀胱全切后都要带上尿袋，听了讲座才知道在膀胱被完全切除后，可以有几种方式将尿排出体外。

一种是回肠原位新膀胱再造手术，顾名思义，就是把一段回肠放在膀胱原来的位置上代替膀胱储存尿液，这是近年来兴起的一种新型尿流改道方式，这种手术的主要优点是不需要腹壁造口，不用带尿袋，且在一定程度上可以自行控制小便，提高了患者的生活质量。但手术复杂，对患者身体情况要求较高，容易出现尿失禁、排尿困难的症状，对年轻患者更适合。

授课大夫话音未落，一位老爷子就粗门大嗓地站起来提问：“大夫，为什么不给我做个新膀胱而让我成天带个尿袋？”在座的听众发出一阵善意的哄笑声。

大夫非常耐心地解释：“原位膀胱手术对病人会有较高的要求。第一，他的肠道要非常健康。一般老年人肠道功能都有所减弱，本身就容易出现腹泻或便秘的情况。你再把肠道去掉一截做膀胱，更容易引起肠功能紊乱、肠梗阻等一系列的问题；第二，这种手术很复杂，手术时间也很长。老年人的身体是否能耐受，需要进行评估；第三，手术的后遗症也有不少，新膀胱没有收缩功能，需要经过训练才能排尿，老年人训练起来比较困难。”

“哦，我的肠子是不太好，动不动就拉稀。那你们赶紧研究研究，看能不能造出人造膀胱直接能换的，就像人造关节一样？”

“目前还没研究出能替代膀胱功能的材料。别小看膀胱，它不光是个储存器官，还承担着感觉、收缩等一系列生理功能。”

老人听后失望又无奈地坐回座位。

大夫接着讲，第二种是回肠代膀胱术，就是取一段带系膜的游离回肠，将其一端关闭后与两侧输尿管连接，另一端在腹壁皮肤造口，尿液经过这一小段回肠再从造口排出体外。优点是回肠膀胱较短，尿液引流通畅，手术操作比较简单，不用永久带支架管。缺点是回肠膀胱无贮尿功能，需要佩带集尿器（尿袋）；可能出现肠道并发症，如肠梗阻、肠瘘等。一旦出现输尿管肠道吻合口梗阻或者尿瘘等，处理起来相当困难。

第三种是末端输尿管皮肤造口术，这是最简单的一种造口方法，直接将输尿管残端外置于腹部皮肤之外，作为尿液排流的通道，需要佩带集尿器（尿袋）。适用于预期寿命短、有远处转移、姑息性膀胱全切、肠道疾患无法利用肠管进行尿流改道，或全身状态不能耐受其他的手术患者。其缺点是：①这种手术必须插入单J管引流尿液，这给病人带来许多护理方面的麻烦；②造成不可避免的逆行感染；③常引起管口周围皮肤炎症刺激；④外置的输尿管口以后可能发生狭窄，对更换导管、肾功能维持等方面都将有严重影响。病人全身情况极度衰弱而判定膀胱无法保留者才行此术式。

父亲的造口就是第三种。我想大夫为父亲选择这种手术术式主要是考虑父亲年龄太大，身体瘦弱，贫血，无法承受更复杂的手术。虽然第三种术式有很多缺点，但对于高龄的父亲来讲，输尿管皮肤造口手术时间相对短、创伤小，是唯一可行的尿流改道方式。随着社会老龄化，罹患膀胱癌的高龄老人越来越多，采取输尿管皮肤造口的人数也在不断增加，这一点从造口门诊不断增加的更换支架管的患者就可以得到印证。

“大夫，我母亲就是第三种手术，支架管老堵，能不能不用？我看有的人怎么不用支架管？”

大夫说：“支架管有单J管和双J管。因末端卷曲形似英文字母J而得名。一端卷曲的叫单J管，两端都卷曲的叫双J管。末端输尿管皮肤造口用的是单J管。一般一端放置于肾脏内，中间通过输尿管，另一端直接伸出体外。输尿管支架管主要的作用就是解除输尿管梗阻，防止造口闭合，起到扩张和支撑、让肾脏产生的尿液顺利排出的作用。采用这种手术方式的要终生携带支架管。而回肠代膀胱术因回肠膀胱较短，尿液引流通畅，不易出现上述情况，故在伤口愈合好后可以撤掉支架管，不必终身携带。”

会场上的气氛随着医生的讲解逐渐活跃了起来，人们都急切地问着各自关心的问题。开始还都按照安排坐得井井有条的老人们，逐渐地因为急于提问，有的站起来，有的干脆下了座位，有的直接跑上讲台拉住医生的袖子。教室里的声音也越来越大、越来越嘈杂。

看着这些老人诉说着在护理造口时遇到问题而又无法自己解决的无助的表情，听着他们问的好多其实很简单但因为缺乏专业知识而略显滑稽的问题，看着医生虽在尽力解释但大爷大妈们仍一脸茫然的样子，我的心里非常不是滋味。

从联谊会会场出来，我对父亲手术后肚子里的结构有了一个大概的了解，进而对手术的缺点和由此引起的术后护理有了新的认识：要用尽可能到位的护理最大限度地将此种术式的缺点降至最低。手术术式难以自由选择，但护理水平可以提高！

小贴士：

1. 支架管的选择：单J管型号有7号、8号两种，7号较细、较软，8号较粗、较硬。支架管并不是越粗越好，而是根据人体输尿管粗细决定。

2. 支架管上的刻度：支架管上有许多刻度，是为了标记支架管在体内的位置。一个刻度的长度为1cm，支架管在造口附近伸缩的幅度不应超过5cm。

3. 支架管的更换间隔时间：一般3～6个月更换一次为宜。如遇支架管堵塞常规处置无效时应立即更换，频繁感染时也应缩短更换周期。

3

注重换袋细节，解决漏尿问题

秋去冬来,秋天的暖阳逐渐被冷飕飕的西北风一路追赶着,向南方逃去。西北风不仅带走了温度，还把一切宽大的树叶也从树的身上无情地拽了下来，让那些高大的树木光秃秃地站在寒风里。

渐渐地，父亲的棉衣棉裤上身了，棉被也替代了夹被。与此同时，我更换造口袋的技术逐渐娴熟。每一次按照步骤，迅速地更换完造口袋之后，我都有一种小小的成就感：至少在更换造口袋方面，我应该算是一个熟练工了吧？我能又快又好地完成造口袋的更换,不至于让父亲因换袋而受冻,应该算得上心灵手巧啦!

可是这种感觉被冬夜的一个呼叫铃声彻底地粉碎了。

一天深夜，窗外的北风刮得树叶沙沙响，窗帘被挤进窗缝的风吹得忽闪忽闪地、有节奏地摇曳着，我裹紧被子睡得正香。突然，一直没响过的呼叫铃响了。

“叮咚！叮咚！”急促的铃声把我从睡梦中惊醒。我一个机灵跳下床，顾不上披件衣服，懵懵懂懂地跑到父亲的房间，只见父亲已经打开了床头灯，着急地对我说：“床湿了，你快看看怎么回事。”

我眯缝着被灯光晃得睁不开的双眼，掀开被子一看，父亲的床单、内裤、背心都湿了，用手往床单下一模，热乎乎的，褥子也湿了，再往上一看，被子也没能幸免。此时的父亲就像尿了床的孩子一样，不知所措地看着我，既焦急又迷茫。

这可怎么办？床单、内衣有现成的可以换，褥子、被子马上到哪去再找一套合适的啊？11 月初的北京还没有暖气，夜里非常寒冷。当务之急，得先把老爹从湿漉漉的地方挪开，换上一身干净内衣。

看着湿漉漉的褥子，我找了个干净床单，把床单对折再对折，按尿湿面积叠成一个小垫子盖在上面，让父亲重新躺到垫子上。

可棉被怎么办？家里没有多余的冬天盖的厚棉被。我只好先找出一个夏天用的空调被，给父亲贴身盖上，再把“尿湿”的棉被里外面颠倒，再头脚对调，避开湿的地方，给老父亲盖上，先别冻着再说。

接下来我就开始查看父亲的造口袋。尿为什么会流出来？

原来是造口底盘贴合皮肤处与皮肤有了空隙，尿液从空隙处流了出来。我赶紧再一次启动更换造口袋的流程，去底盘、清洁、修剪底盘、上护肤粉、喷皮肤保护剂、贴新底盘、上造口袋。处置完毕，安顿好父亲，天也快亮了。

我回到床上，睡意全消。这一次漏尿发生在冬季的半夜，让我措手不及。看来我的准备工作做得还不够。

我开始盘算：得再买一两床能用洗衣机整洗的蓬松棉的被子、两套内衣裤、两套秋衣秋裤，以备漏尿时更换；得找找家里的废旧床单，做几个小垫子，以备不时之需；还得买一个给婴儿用的防水床单给父亲铺在褥子上面，以防再漏尿时弄湿褥子。

打脸的事接踵而至。没过多久，漏尿再一次发生，而且发生在刚换完造口袋不到一小时！从上次漏尿后，我在更换造口袋时特别注意了造口底盘与皮肤的贴合，用手反复推压底盘，确保底盘与皮肤贴合紧密。这次查看时底盘处没有尿液渗出。那是哪儿又出问题了？我左看右看，找不出原因。

正当我在造口袋上东摸摸西按按时，突然发现一粒水珠出现在造口袋上。是造口袋漏了？看上去挺好啊！可这水珠又从哪里来的呢？

我用的是两件式造口袋，尿袋可以和底盘分开。我取下尿袋，用手指肚一寸一寸地摸着检查。在摸到靠近造口圈的地方时有一点毛糙的感觉，又对着光亮仔细研究，发现尿袋上似乎有一个小眼。装上水一试，没想到那么不起眼的一个小眼竟然真的流出水来，而且流得还不慢。再一看位置，正是我曾经用镊子头撑开贴紧的新尿袋时捅过的位置。天哪，是我一不小心把尿袋捅漏了！

看来，任何一个细节不注意，都有可能造成漏尿啊！

懈怠，也会造成漏尿。

好多事情在一开始，因为不熟悉或者是新鲜总是能够让人认真地、投入地去做，但是随着时间的流逝和机械地、不断地重复，新鲜感与认真的态度在不知不觉中会慢慢地褪去。给父亲换造口袋这件事也难免落入这个套路。

又该换袋了。晚上九点多，父亲上床后，我突然想起从冰箱里拿出来的排骨还没处理。今晚如果不做出来，明天中午父亲就吃不上了，而且肉解冻后长时间放置也不好。

我赶紧把排骨放进锅里，马上又回到父亲的床前，熟练地摆出各种换袋用品，接下来揭除造口底盘、清理皮肤、洒护肤粉、装底盘，一气呵成。手上一边换袋，心里一边惦记着煤气灶上的排骨，换好袋后也没顾上多看，给父亲盖上被子，就又奔进了厨房。

第二天早上帮助父亲起床的时候，父亲说：“你先别给我拿裤子，我怎么摸着我的短裤有点湿啊，是不是又漏了？”

我掀开父亲的被子看了一眼，嘴里嘟囔着：“没事啊，一切正常啊！你让漏尿弄得神经过敏了吧？”

“没事就好，那就穿裤子吧。”

我在帮父亲拔除集尿袋的接头时，无意间把造口袋往上翻了一下，竟然发现在造口袋掩盖下的内裤湿了巴掌大的一小片。

果然是漏尿了，而不是父亲神经过敏。我用手在底盘周围的皮肤上抹了一圈，确实也感到有的地方有点湿滑。

我暗自庆幸父亲发现及时。可我贴得挺结实的呀，这次少量漏尿是什么原因呢？

我把造口底盘揭下来仔细研究，发现在造口底盘上有一大坨护肤粉已经吸饱了水分，它就像个障碍物硌在皮肤与造口底盘之间，虽然很不起眼，但尿液就能顺着这个障碍物边上微小的缝隙无孔不入地慢慢地渗透。

这时我才想起，昨天晚上洒护肤粉的时候着急，轻轻往出洒时没倒出来，一着急，使劲一捏装护肤粉的瓶子，一下子出来好多。结果是有的地方的粉比较多、比较厚，有的地方还没洒上。当时我也没在意，就把底盘贴上了。

这次漏尿虽然没造成严重后果，但它提醒我，以后无论时间多么紧张、事情再多，也不能粗枝大叶。

为了预防这种情况再次发生，我在流程中增加了一个环节：每次在洒完护肤粉时，都要用棉签或者是干净的纱布，在皮肤上轻轻地扫一扫，使护肤粉形成薄薄的、均匀的一层，然后再喷皮肤保护剂，这样既能保护造口底盘下的皮肤，也有利于底盘与皮肤的牢固粘贴。

几个月以后，对于更换造口袋这件事我已经从谨慎而小心、熟练而大意，变得细致而耐心。经过几十次的换袋，无论是操作流程、细节还是心态都已经被固化了，只要准备换袋，我都会自然而然地沉下心来，因为我明白，在换造口袋这个事情上，急不得，也马虎不得。只要有任何一个细节疏忽，保不齐就会有什么后账找回来。

为此，我还精心安排了换造口袋的时间。我选择每周三和周日换袋，因为这两天我的时间相对宽松。

后来，又发生了多次漏尿的情况。

每当我手忙脚乱时，父亲都顾不上自己的窘境，而是乖乖地躺在床上，心疼地劝我别着急；每当他看到我紧锁着眉头，嘴里叨念着“怎么又漏了呢”的时候，他就会和我一起分析漏尿原因；每当我猜想出可能的原因时，无论是否靠谱，父亲都会主动地配合。慢慢地，在堵住了换袋过程中各个细节上可能出现的漏洞之后，漏尿现象也逐渐远离了父亲。

小贴士：

1. 家中应准备一两套备用床上用品，如若干小垫子、被褥、衣裤等，最好在床单下铺一个防水床单，以避免漏尿后弄湿褥子。防水床单质地应避免塑料等不透气成分，否则久用体感不好。

2. 集尿袋佩戴技巧：如果居家，建议在身体合适的位置挂好集尿袋并与造口袋连通，以利于尿液随时排出，减轻造口袋重量；如果外出，可暂时不佩戴集尿袋，但应该携带，方便及时接收造口袋的尿液，以免造口袋内尿液过多。

4

精打细算购买护理产品

父亲躺在床上等待更换造口袋。

我找出从医院带回来的一个塑料袋，里面装着两个盒子，一个小方盒子里放的是造口底盘，另一个稍大一点的长方形盒子里放的是造口袋。塑料袋里还有小半包消毒棉签、一个向医院要的一次性换药弯盘。

我拿出小盒子一看，里边只剩下最后一个造口底盘了。我的心里不由自主地又开始有些着急。回家后杂七杂八的事刚理顺，护理产品又没了，这千头万绪的事情怎么这么多呀！

俗话说，开门七件事：柴、米、油、盐、酱、醋、茶。只要居家过日子，这几样都得备齐备好。但是对于我来说，涉及造口护理的造口袋、小剪刀、消毒的棉球棉签、镊子、碘伏、换药弯盘、护肤用品等是随时都可能用到的东西，造口袋更是需要无时无刻地陪伴在父亲的身边，不能“断顿儿”。在我心里，它们比柴、米、油、盐、酱、醋、茶的地位还高。

出院的时候问过护士在哪里买造口产品，护士说网上就有。当时以为造口袋就这一种型号，像买其他东西一样简单，手指一点，很快就能送到家，并没当回事儿。眼看着出院时带回家的几个造口袋一个一个地减少，我赶紧上网购买造口护理产品。

首先是买造口袋。

轻车熟路，我先上网输入“造口袋”几个字，马上出来了大量的产品信息，看得我眼花缭乱。这才发现，我对造口袋的品种规格完全不了解，什么一件式、两件式，什么突出的、平面的，还有各种型号、尺寸，根本不知道怎么选择，更别提什么性价比了。

没办法，按照我的一贯做法，不会就学、不懂就问。

我体会无论做什么事情，方法和途径很重要。在无从下手的情况下，我在从医院带回的产品包装盒上找到了品牌与生产厂家名称，再到网上找到这个产品的旗舰店官网，进而找到北京地区的联系方式，然后电话咨询。

经过学习，我对造口袋有了一定的了解。造口袋看似简单，实际上里边的门道还真不少呢！

首先根据设计来分，造口袋分为一件式和两件式。一件式造口袋就是造口袋集粘贴与收集尿液的功能于一身，通常是一次性使用。两件式造口袋的袋子与底盘配成一套，可以分别更换。

既然我出院的时候用的就是两件式，学习的也是两件式的更换操作流程，一件式的从没用过，我决定还是继续使用两件式的造口袋。可两件式的款式也不少啊！

因为父亲出院前就拆线了，所以我没有陪父亲按照惯例到造口门诊去拆线，我也一直没有去过造口门诊。既然想进一步了解造口袋，也不敢完全相信网上的说法，我决定探访一下造口门诊，实地去看一下别人都是用的什么产品。

我一走进造口门诊，就被摆在门口的一个大板子吸引住了。一块有门板那么大的展板上，挂满了各种各样的造口袋。展板后面的墙上还贴着各种使用造口袋后出现的皮肤问题及处理方法，溃破的皮肤看得人心里极不舒服。

在这些展示的实物中，真像网上说的一样，有一件式的，有两件式的；有无色透明的，有肉色的；有大的，有小的；有长而略窄的，有短而略宽的。

展板上的样品经造口师允许可以拿下来研究。造口师也会非常耐心地解答各种问题。

在众多的展品中，我一眼就看见了父亲用的那一种。

我问造口师：“我父亲用的这种造口袋比其他的好在哪儿啊？”

造口师要了父亲的出院证明看了看，说：“选择什么样的造口袋，主要是根据手术的术式来决定。你父亲需要终生携带支架管，而支架管护理起来比较麻烦。如果需要单独护理支架管的时候，就不必取下底盘。如果选择一件式的，就得要连底盘带袋一整套都换掉，比较浪费，而两件式比较灵活，取下造口袋，护理完再装上，相对节省。”

原来选择造口袋种类不能首先考虑价格，最重要的是根据造口手术类型来选择。

我正问着，又来了一个大小伙子，长得五大三粗的，说是患者家属，从内蒙古专程赶来。他一进门就说：“大夫，造口袋怎么贴不住啊？说是一个能用好几天，我父亲一天得换三个，这谁受得了啊！”

造口师问：“你用的是什么样的造口袋？在哪儿买的？”

小伙子说：“我在网上买的呀。”

造口师看了小伙子一眼，慢悠悠地说了一句：“买这种东西，不能光看价格，还要看品牌。我们医院用的这些产品，到目前为止，患者反应都挺好的，没听说粘不住啊。是不是你买的造口底盘质量不过关啊？外表看上去都差不多，但用的什么胶差别可大了。”

听到这儿，我赶紧插嘴问道："这胶还有什么区别呀？是不是好一点刺激性小，不容易过敏啊？"

造口师拿起我刚才问的那种型号的造口底盘，一边给我们看一边说："你别小看这个底盘，它实际含有三层，一层是加强型粘胶，适用于排泄物较多时为皮肤提供额外的保护；一层是保护层，可以保护皮肤免受尿液的侵蚀；它还有一层亲肤层，用于吸收多余水分，保持皮肤健康。"

在我充满惊奇的目光中，造口师顺手又拿起一个和底盘配套的造口袋。"你看，这款造口袋是多腔的，可以使尿液在造口内均匀分布。这使造口袋具有一个平坦和私密的形状，同时防止尿液反流。"

我不仅眼睛越瞪越大，连嘴也不由自主地张开了。"多腔的？在哪儿呢？我怎么看不出来？"

"你没发现你父亲的尿袋不像一般的塑料袋，装上水就坠在下面成一疙瘩，而是比较平整？你回家等里面装上液体了，你仔细观察观察就知道了。"

不了解不知道，原来医院为父亲提供的造口袋已经是目前最先进、质量过硬的护理产品了，我还四处打探什么呢？就继续使用原品牌吧！

"那在哪买合算呢？网上便宜但质量万一不保证呢？"

造口师笑了："别的地方我不清楚，但我这里的造口袋比网上的便宜。虽然厂家提出涨价好几次了，但医院一直没同意，所以现在一直维持着几年前的价格。以后什么价格我也说不好。"

我听到造口师这么说，简直不敢相信自己的耳朵！我和来咨询的小伙子互相看了看，那还犹豫什么呢？我俩异口同声地说："就在医院买吧！"

后来去造口门诊的次数多了，发现造口门诊真是个好地方，不仅可以得到专业的造口师的指导，造口患者及家属在等候的时候，还因为同病相怜，大家经常自发地交流，以至于造口师经常出门提醒"你们聊天儿都小点声，别影响别人看病”，可见交流的热烈程度。

在交流过程中，人们共同的话题就是造口袋的价格不便宜。大家经常用戏谑的口吻自嘲：“成为造口人之后，身价越来越高。”但是高手在民间，各种各样的解决办法也应运而生。其中最主流的降低费用的方法是：清洗造口袋，延长造口袋的使用寿命，等等。

回到家，我立刻兴冲冲地把这个消息告诉父亲。虽然在此之前我怕增加父亲的思想负担，没告诉他造口袋具体多少钱一套，但父亲也知道造口袋不便宜。他觉得他得病后已经拖累了家人，现在又要花大笔的钱，这也是他陷入自责的原因之一。

我说：“爸，告诉你一个好消息！只要咱能保持清洁，造口袋可以反复使用！这样一个月就花不了多少钱啦！”

“是吗？太好了！你这个消息去了我一块心病啊！”

紧接着，我又批发了一次性换药盘、碘伏、消毒棉签，加上以前买的修剪造口底盘用的小弯剪子，家里有了一大堆护理产品。

我找出一个中小型号的整理箱，里面放的有：造口袋和底盘各一盒，一次性换药盘 5 个，护肤粉、除胶剂、皮肤保护剂各一瓶，弯剪一把，10 毫升生理盐水 5 瓶，碘伏一瓶，消毒棉签一包。这样每次在换袋之前，我只要把这个整理箱拿出来，所需的东西就齐全了，不用东拿一样，西找一样。其余的东西放在另一个较大的整理箱里备用，随缺随补，随缺随买，一清二楚。

看着家里能够用几个月的护理产品，再看看我自己设计的“护理箱”，我心里轻松不少。有道是“手中有粮，心中不慌”，我这个“巧妇”不愁无“米”下锅了。

小贴士：

1. 如何记住造口袋和集尿袋的更换日期？

为了避免忘记更换时间，可用不干胶贴或记号笔在袋子上标注更换时间。不干胶面积不用很大，能写下几个数字即可。也可以选择在每周的固定时间更换造口袋。

2. 如何清洗造口袋？

把造口袋下端的出尿口关闭，开口一面接在水龙头下面，让水流进造口袋，同时避免外面被水打湿。达到容量的三分之一时，小心地将造口袋上下颠倒，让袋内的自来水流到造口袋各个部位，同时检查防反流效果，然后从底端放出自来水。如此重复 2～3 次即可。如有条件，也可用些消毒剂，但最后一定要将消毒剂冲洗干净。如清洗时外面不慎被水打湿，可先擦去水分，再置于阴凉处晾干，避免曝晒。

5

呵护造口皮肤

又到了换造口袋的时间了。像往常一样，我先揭除造口底盘，正准备用蘸了生理盐水的棉球清洁造口皮肤时，突然惊呆了，手也停在了半空中。在父亲原本干干净净的造口处皮肤上，突然冒出了一个红色的小肉芽。

这个小肉芽像一粒绿豆大小的石榴籽，鲜红鲜红的，外面薄薄的皮肤仿佛吹弹可破，随时会流出血来的样子。这是怎么回事？上次换袋时还没有呢，是不是长了什么不好的东西？

我的心开始"突突"地跳了起来。我用镊子轻轻碰了碰那个小红肉芽，再看看父亲，父亲倒没什么反应。我怕我的紧张情绪引起父亲的焦虑，没敢多耽搁，按往常的程序换好造口袋，什么也没说。

第二天一大早，我赶紧去了造口门诊。

我向造口师描述了父亲造口的情况，医生大概看出了我的紧张情绪，说："你别紧张，这叫黏膜肉芽肿，简称肉芽，是良性组织。"

听到这儿，我心里的一块石头落了地。自从父亲与癌症沾上了边，我也患上了轻微的焦虑症，父亲身体上任何一点不适或异常，都会让我首先往是不是癌症引起的方面联想。

“那这是怎么造成的呢？有危险吗？怎么治啊？怎么预防呢？”我一口气抛出了一连串的问题。

“肉芽通常发生在黏膜与皮肤接触处，可以是一至两粒或围绕造口边缘。”

“原因嘛，大部分是由于缝线刺激引起的，也可以由造口物品刺激引起，如造口底盘口剪裁得过小，与造口皮肤摩擦造成。”

“长了肉芽能好吗？”

“肉芽在造口病人是普遍存在的现象，一般没什么事时不用管它。如果严重了，引起出血了，可以用硝酸银点灼，3 天一次，把它烧掉。”

“那还会再长吗？”

“有可能，还有长一圈的呢。好好量量造口底盘的剪裁尺寸，避免底盘经常摩擦造口边缘。”

我听着造口师慢条斯理的话语，心情逐渐轻松起来。原来我怕底盘口剪得过大尿液浸泡皮肤，总是将造口底盘剪得将将能容纳下两根支架管。看来是我剪裁得不合适造成的，以后再剪裁的时候还真得认真比量比量。

肉芽的问题刚解决，没过多久，在造口周围又发现一些白色的、黏乎乎的东西，好像是一层白膜，覆盖在造口处。我用蘸了生理盐水的棉球去擦那些白膜，白膜却好像长在上面一样。因为不敢使劲，怎么也擦不掉。没办法，还是去造口门诊问专家吧！

咨询得知，这层白膜是由尿酸结晶引起的，也是尿路造口常见的情况。造口师告诉我一个小窍门，由于尿酸结晶是碱性的，用白醋和水 1 ∶ 3 的比例稀释后局部湿敷、清洗就可以去除；同时每日应多饮水，每日饮水量大于 3000 毫升；还可以补充维生素 C，这些都有助于减少尿酸结晶的形成。

知道了原理，我在每次换袋时增加了一个环节，在用生理盐水擦洗皮肤后，无论有没有白膜，都用稀释的白醋擦洗一下造口周围，然后再用生理盐水擦洗一遍，去除白醋对皮肤的刺激。而且用白醋擦洗的范围仅限于造口周围容易有白膜的地方，不涉及周围皮肤。采取这个措施后，父亲的造口周围再也没出现类似白膜的东西。

怎么预防呢？怎么补充维生素呢？家里倒是有维生素片，是那种国外流行的维生素 A、维生素 B、维生素 C、维生素 D、维生素 E 都有的保健品，一大瓶几百片。可父亲不愿意吃，说吃了胃不舒服，一直放在那没动。我也觉得药补不如食补，药片里的维生素是不少，但人体不一定都能吸收，如果不缺的其他元素补多了也不好。

我思来想去，决定用柠檬泡水来补充维生素，既平缓地补充维生素 C，又可以促使父亲多喝水，一举两得。事实证明效果不错。

在我心里，造口师简直是神一样的存在。我遇到的各种问题到造口门诊都能迎刃而解。这不，父亲的造口周围皮肤又出现了红疹子，又疼又痒。我再一次出现在造口师面前。

“请问：这是过敏性皮炎吗？”

“皮肤会破吗？”

“这种情况下还能贴造口底盘吗？”

造口师是一位漂亮的护士妹妹，温文尔雅，面对各种低级问题都不急不躁。

“这叫造口周围皮炎，主要表现为红、肿、疼痛和湿疹。”

“过敏性皮炎一般要存在过敏原，如对造口底盘的胶过敏。你父亲都用了这么长时间才出现这个问题，基本可以排除过敏性皮炎。”

“你如果不放心，可以回家后剪一小点粘胶底板，贴于耳后皮肤，观察 24 小时。如果局部皮肤出现红、痒、痛等不适症状了，就可以断定是过敏性皮炎，如果没什么反应就不是。”

“那如果不是过敏性皮炎，有可能是什么原因造成的？”

“很有可能是尿疹。造口底盘吸收了过多的尿液后饱和了，皮肤就与尿液接触了，时间长了就形成了尿疹。像您父亲这样已经出现皮炎的情况，建议缩短更换间隔。”

我原来是每周为父亲更换一次造口袋，得到“圣旨”之后，改为一周两次。为了便于记忆，固定在每周三和周日更换。虽然增加了造口袋的使用量，但减少了皮肤问题。我在造口门诊见过皮肤破溃的患者，非常痛苦。皮肤问题一旦发展严重了，医疗费就不是几个造口袋钱可以解决的了。

我可能是最“笨”的患者家属了，几乎是没多长时间就会遇见问题，就不知怎么办，就会去造口门诊。

“医生，我父亲的造口皮肤怎么发亮了？是肿了吗？”

“皮肤长时间粘贴造口底盘后纹理消失了，就会变得越来越亮。皮肤没有纹理了，造口袋就容易粘不牢。”

“那怎么办呢？”

“没什么好办法，除非你不贴造口袋了。多晾晾可能会好点。”

“好的！只要是对父亲造口有好处的方法我都愿意试试。”

为了父亲的造口皮肤不再出现问题，我把为父亲换造口袋的时间由五分钟延长到一个小时以上（与回肠代膀胱术式不同，支架管利于尿液收集，不会对周围皮肤造成尿液浸渍刺激）。时值冬日，长时间晾着腹部怕父亲着凉，又专门买了一个红外线烤灯，在给父亲晾造口皮肤时烤上，保暖的同时还能理疗。

周末，我把父亲的造口清洁完毕，洒上护肤粉，喷上皮肤保护剂，就把红外线烤灯打开，我则坐在父亲旁边，和父亲闲聊或干脆就坐在那里什么也不干。我偶尔试试烤灯的温度，以防温度过热烫伤父亲的皮肤，偶尔观察一下父亲造口处的皮肤，想象着造口皮肤摆脱造口底盘的束缚后，自由“呼吸”的惬意，安静的心中竟慢慢升腾起一种难以形容的、莫名的愉悦。

小贴士：

造口护肤粉与皮肤保护膜使用注意：如果皮肤完好可以不用。造口护肤粉为水胶体粉，主要成分是羧甲基纤维素钠，可消除泌尿造口周围皮肤发红、瘙痒等症状，促进皮炎及浅表皮损愈合，需直接与创面接触才能发挥作用，应该先用。皮肤保护膜可以将破损的皮肤及使用的皮肤保护粉与尿液阻隔开来，达到保护皮肤、促进皮损愈合的目的，应该后用。

6

去医院换支架管

时间在不知不觉中流逝，一转眼，父亲该更换支架管了。我选择了一个吉利的好日子：12 月 18 日，陪父亲去医院造口门诊更换支架管。

去医院之前我做了充足的准备。因为之前去过不少次造口门诊，我自认为对就诊流程还比较熟悉，知道医院的病人很多，为了减少等候时间，在网上提前预约挂号，并在当天带上了水杯、集尿袋、出院诊断书等物品。为了避免交叉感染，还特意为父亲戴上了口罩。

我和父亲刚一进医院大厅，一股热气扑面而来，热气中夹杂着酒精和 84 消毒液的味道，让人觉得胸口有点发闷。看着大厅里排得跟长龙似的挂号队伍和熙熙攘攘的人群，我暗自庆幸提前在网上挂好了号。

我们穿过人流，来到电梯前。医院门诊共有 6 部电梯，永远都是超载状态。每部电梯前都聚集着许多人，有坐轮椅的，有拄拐杖的，也有提着大包小包的。每当一部电梯门打开，都会从里面拥出很多人，而在外面等候的人群也会一阵骚动，纷纷向开门的电梯赶去，希望能搭上这班电梯。

我们就随着人流走来走去，等了好几趟才乘上电梯。

来到造口门诊，流程是候诊、开单子、排队缴费、领支架管、处置室外等候换管，这一套下来怎么也得一个多小时。父亲年老体弱，可候诊区座无虚席。看着父亲拄着拐杖无奈地站在走道边上，我后悔没带个折叠椅子。幸好有位患者家属主动让座，才把父亲安顿坐下。

开完单子，我来到缴费窗口，看着6列长长的队伍，选了一个看似稍短的队排上。等待的时间过得真慢，而且永远觉得排错了队。一看着旁边队伍原来处于同一位置的人向前移动而我却原地不动，心中就着急上火，几次产生想换个队重新排的冲动，可看着身后迅速延长的队伍，又不得不放弃这种想法。

终于排完了应排的队、等完了应该等的时间，轮到父亲换支架管了。

因为父亲年龄大，护士允许一个家属进入处置室，协助患者做一些准备工作。

处置室靠墙有一排操作台，不锈钢台面上干干净净，在台面的上、下方分别有带推拉门和抽屉的柜子。护士麻利地从里面拿出一个消毒包，里面有消过毒的换药盘。剩下的空间摆放了两张诊床，在床尾有两个大垃圾桶，一个是医疗垃圾桶，一个是生活垃圾桶。这些东西把这间处置室摆得满满当当。

我扶父亲上床躺好，脱掉部分衣裤露出腹部，排空造口袋里的尿液。

造口师问我：“带造口底盘了吗？”

“啊？”

坏了，由于我不知道支架管怎么换，也就没想到换支架管的时候要把造口袋取下来。造口师解释说，换管前要用碘伏对周围皮肤进行消毒，必须取下造口底盘。而碘伏会影响造口底盘黏性，如果仍用旧底盘几乎粘不住。由于每个人的造口底盘型号都不一样，造口门诊无法提供备用的造口底盘。

没经验真耽误事啊！

准备换管了，要求家属在门外等候。我心中有些忐忑不安。没有新的造口底盘怎么办呢？

可能类似的事情不只发生在我们身上，还是造口师有办法，换完管后仍然用旧的造口底盘先凑合上，然后再用胶布把旧的造口袋在肚皮上反复贴了又贴，进行固定，并叮嘱："用手捂着啊，别在回家的路上掉了。"

换完管，我们一路上小心翼翼，父亲更是乖乖地一直用手捂着造口，一丝一毫也不敢放松。好不容易坚持回到家，赶紧换了一个新的底盘后才算松了一口气。

刚换完支架管后，造口处有一些鲜血。造口师说这是正常现象，回家多喝水，减少活动，慢慢就会好的。

中午回到家里，一切正常。由于换管时不让家属进去，我很想知道换管的程序。

我问父亲："换管时疼吗？"

父亲说："换管的过程整体没有什么太大的不舒服，我躺在那什么也看不见。感觉好像是先把旧管拽出来，然后护士使劲用手捏住造口，不知要干吗，那一下非常疼，我疼得差一点喊出来，然后就是往里插新管，插新管时就没有什么感觉了。"

由于一上午都在医院，父亲很疲乏，中午躺下休息，一直到下午 4 点才起来。我习惯性地看了一眼父亲的尿袋，就在我看的那一瞬间，正巧有一股鲜血从造口处流了出来，被造口袋的圆环卡扣拦住，整个圆环里充满了鲜红的血液，慢慢地鲜血逐渐晕染开来，流到尿袋里，一瞬间，导流管和尿袋里的尿就成了橘红色。

我又心头一紧：怎么出了这么多血？刚换完时也没出这么多血啊！怎么血越出越多了？是不是把哪儿捅漏了？还是安装不到位？

经过三个月的历练，我的心理多少也有了些承受力。想到大夫换管的时候说了，出血是正常现象，过两三天就好了。而且由于是头一次换管，造口师非常谨慎，换完后还专门让父亲照了一个 X 线片，显示安装到位。我劝自己：先别着急，沉住气，再观察观察！

到了晚上临睡前，我看了一眼父亲的尿的颜色，仍然比较红。父亲显然也注意到了自己尿的颜色，虽然嘴上什么也不说，但从他时不时地低头看看尿袋的动作，我就知道他和我一样紧张。只不过我们俩都怕对方着急，都克制着自己的情绪，假装没事人一样。

第二天一整天，父亲尿的颜色依旧是橘红色。到了第三天，我终于忍不住了，又去了造口门诊，并把父亲的尿袋里的尿拍了一张照片，拿给造口师看。

造口师看了以后笑了一笑，说：“这是正常的。因为支架管是沿着输尿管往里捅，难免会碰到输尿管的皮肤黏膜，造成毛细血管破裂出血。出一点血是正常的。”

“出血都两天多了，是不是出得有点多？”

“告诉你一个简单的判断方法：一般情况下，1 毫升血在半袋尿里就是浓橘子汁的颜色。你这个颜色是浅橘子汁色，可以判断出血少于一毫升，不用紧张。”

我又问：“那多长时间能不出血了呢？”

造口师说：“快的一两天，有时候三四天也是正常的，只要出血不是越来越多，就没问题。”

我说：“那用吃止血药吗？”

造口师说：“不用，你回去继续观察，多喝水就行了。”

晚上下班一回家，我顾不上换衣服，就一五一十地向父亲传达在造口门诊得到的信息。等我一口气说完，父亲的神情明显地轻松了不少。我再看父亲的尿时，也不知道是心理作用，还是时间也差不多了，父亲尿的颜色看起来明显浅了许多。

到了第四天早晨，父亲尿液的颜色终于恢复到了原来的淡黄色。我举着集尿袋里淡黄色的、透亮的尿液，凑到灯下，左看右看，就像欣赏一件贵重的宝贝，真舍不得就这么把它放掉。

我把集尿袋特意举到父亲眼前晃了晃，逗父亲说："像不像汽水？"

父亲幽默地说："你别说，我还真想把它喝了。"

至此，第一次换支架管的"工程"圆满完成。

小贴士：

去医院换管前的准备建议：

1. 如果所去的医院门诊量很大，最好带上折叠小凳，以免长时间站立患者身体承受不了。

2. 带上一套造口袋，提前在家把造口底盘剪裁好，既减轻造口师工作压力，又能使造口底盘更合适。

3. 正常情况下算好换管时间，最好是与计划换造口袋时间重合，避免刚换完造口底盘就换管，造成造口底盘的浪费。

4. 带上集尿袋，利于必要时方便排出造口袋内的尿液。

5. 由于泌尿造口患者需要大量饮水，不要怕麻烦，请随身携带水杯并装好温度适宜的水。医院有打开水的茶炉，但刚打出的开水太烫，一时半会儿喝不了。

6. 使用自助缴费机，可以减少部分等候时间，但需要带银行卡，缴费机不能打发票。

7

驱散阴霾迎接新年

2017 年年底，北京的雾霾特别严重。天气经常是灰蒙蒙的，连不远处的楼房经常也只有朦胧的轮廓。路上可以看到许多戴各式各样口罩的人们。我的心情也像北京的天气一样，阴沉而忧郁。

父亲出院都三个月了，可是身体恢复得总不尽人意。我也一直处在焦虑状态。每天都紧张地观察着父亲的各种反应，哪怕是父亲身上起了个小包，都会令我紧张不已。一开始时因为对泌尿系统疾病的认知接近于零，我就像一个迷失在原始森林里的孩子，无知、无助，内心充满恐惧。

在这种恐惧的驱使下，每天晚上睡觉前，我就像得了强迫症似的，会不由自主地上网搜寻一些知识，有时候是父亲身体上的某些表现，有的时候是我想知道的一些内容。我充分利用现在方便的知识获取渠道，想通过努力学习，去掌握、去把控父亲脆弱的生命。

通过学习，我对这个疾病有了一个初步的了解。经过这三个月理论与实践相结合的摸索，而且一些认知不断在实践中得到印证，我的恐惧感渐渐消失了。

但是我忧郁的心情始终无法缓解。我经常会在寂静的夜晚抑制不住地默默流泪。明明此刻我并没有去想什么悲伤的事，但不知道从哪里就会袭来一阵悲伤，眼泪马上就会不由自主地流出来。与此同时，我会不断地想起父亲的好、父亲年轻时受的苦、父亲的各种优秀的品质、父亲对社会和家里的贡献……

一想到父亲相当于被判了死缓，不知道什么时候就会永远离开我，那种令人心如刀绞的悲伤就铺天盖地地袭来，使我无法抗拒。整个人像坠落在无底的深渊，无可奈何而又不能自拔。随着时间的推移，这种情绪越来越强烈。尤其是在父亲又出现某些小症状的时候，还会得到强化。

直到有一天我替父亲去看病，这种情况发生了改变。

那是一个全国知名的治疗肿瘤的中医专家，很早以前预约的号，终于在两三个月后可以去看他了。但是没想到父亲的身体恢复得不理想，还不太能承受车马劳顿，所以我拍了父亲的舌苔、面相的照片，替父亲跑一趟。

到了医院，候诊的病人非常多。候诊的人群中有戴假发的，有面色晦暗的，有极度消瘦的，也有看起来与常人无异的。在漫长的等待中，有一个六十来岁的大姐，可能是看出我还算年轻但情绪不好，关切地问我：“你是什么病啊？”

我赶紧解释：“我是替我父亲来的。”没想到我这一句话，打开了她的话匣子。

她说她是胃癌，刚刚退休，孩子在国外。她原来身体很好，上班时从来没请过病假。因为她的父亲得了癌症后在医院住了大半年，为了让护工能抽空休息一会儿，晚上好有精力看护父亲，她白天上班，下了班以后就直奔医院，到晚上九点多钟才回家。就这样她大半年都没有吃过晚饭，因为根本没时间吃饭，而且心情压抑也吃不下。

因为她父亲的病情危重，她每天就怕接到医院来的电话。那半年折腾得她精神也几乎崩溃。等到她送走了父亲后一个月，自己就查出了胃癌。现在分析可能与长期劳累、紧张、焦虑、不规律的饮食有很大关系。她说：“我的痛苦并没能挽留住父亲，所以我劝你，无论遇上什么事，一定要保持良好的心态。”

听了她这番话，我心头一惊。她得病的因素不就是我现在的状态吗？劳动强度的增加、疲劳、焦虑、恐惧、悲伤……我突然间意识到，我现在的状态非常不好。我不能再这样下去，因为还有太多的重担等着我去挑：我还有一个年老体弱的婆婆，我还有一个因为父亲得病以后受到刺激、患了轻度抑郁症的母亲，还有一个在国外念书的孩子，还有一个一心扑在事业上的丈夫。我必须振作起来，走出困境。

这次替父亲看病的经历，我觉得好像是冥冥之中老天爷在帮助我。看着眼前这位大姐，虽然脸色暗黄，脸颊瘦削，头上的假发显得不那么自然，但她坚毅的眼神与平静的神态，乐观的心态与豁达的谈吐，无形中在向我传达着一种信息和启示：“忧伤于事无补，只有打开自己的心结，才能走出生活的泥潭。”

回家后，我虽然有了主观上想要振作的意愿，但是一到晚上那种情绪还是不知不觉就会袭来，挥之不去。我只能不断地告诫自己：别这样，这样下去会毁了整个家庭。

转眼到了 12 月底，儿子放弃在国外过圣诞节的计划回国了。孩子的归来让我的心情有所好转。

2018 年元旦的前夜，在忙完一天的事情之后和儿子聊天，谈起了我这三个月的经历。不知道什么原因，悲从中来，一边说一边又开始流眼泪。

儿子拍拍我的肩膀，说：“妈，您真能干！我爸工作那么忙，不太顾得上家，您能一个人坚持到现在，真是太伟大了！我在国外一点忙也帮不上。

但是您做得真的很好，每一个决定都很正确。您没有什么做得不到位的地方。您现在委屈、难过，那都是正常的。现在这里也没有外人，您想哭就痛痛快快地哭吧！”

听了儿子的话，我再也控制不住了，放声痛哭。

我哭的时候，儿子就在旁边坐着，默默地陪着我。在我哭得最剧烈的时候，他就伸出手，搂住我的肩膀，而我就像在暴风雨中颠簸的小船，找到了避风的港湾，心中突然间就有了依靠。

不知哭了多久，我慢慢地平静下来。儿子这才说话：“妈，您现在感觉好点吗？您放心，我现在已经长大了，您不用操我的心，您就把您自己的情绪调整好。姥爷一辈子都积德行善，好人有好报，他不会有事的。而且现在医疗条件这么好，咱们共同努力，姥爷会慢慢好起来的。”

我抬起头看看儿子，觉得他突然间长大了。我没想到他能说出这番话，在我心目中，总觉得他还是个孩子。出国留学的历练，对他来说也不是那么简单的事。我在国内的经历让我难以承受，可是对一个刚 20 岁的学生来讲，他这几个月的经历应该也是不容易的。但是他从来没跟我们说过任何困难，通话的时候也总是报喜不报忧。

可能是大哭一场后，我把压抑的情绪都宣泄了出来，心里轻松了许多，想问题也正常多了。孩子都能如此坚强地面对变化，适应环境，我为什么不能呢？我应该向孩子学习，坚强、乐观地面对现实，适应新的生活。

感谢我的儿子在 2017 年的最后一天，带我走出了焦虑抑郁的阴霾，看着我亲爱的家人，我的内心充满了感恩，我以平和愉悦的心情迎来了崭新的、美好的 2018 年。

小贴士：

调整情绪的方法建议：

1. 承认自己的心理有问题并主动想着去调整。
2. 主动学习，掌握知识，减少盲目恐惧。
3. 不要过度压抑自己的情绪，大哭一场有助于排遣忧伤。
4. 找最亲近的人倾诉，如果能得到有效安慰更好。

8

第一次领教堵管的厉害

1 月 30 日，星期二。

早上起床，我去父亲房间准备给父亲倒尿。平时这个时间父亲还没醒，为了节省时间，也为了让他能多睡会儿，我都是先把尿盆里的尿倒掉后，顺便自己洗漱、做早饭。趁着热早点的时间，再叫醒父亲、帮他起床。

可是今天我一推门就感觉气氛有点儿异样。父亲已经醒了，没等我张嘴，父亲一看见我推开门就说："哎呀，我的腰疼得厉害，不敢碰，一碰就疼。"我也顾不上观察父亲的尿了，赶紧问："哪儿疼？怎么个疼法？"

父亲说："我也说不清楚，就是不敢碰。"

我又问："和原来你腰肌劳损的那种疼一样吗？"

他说："好像不太一样。"

我掀开被子，像以往一样用手在父亲的腰部一边按压，一边移动着手指寻找压痛点。就在我的手刚一碰到他腰部皮肤的时候，一向善于忍耐的父亲就叫了起来："哎哟，哎哟，疼、疼！别碰、别碰！"而且下意识地用他的手把我的手往外推。

父亲原来有腰肌劳损、骨质疏松，他的腰经常酸疼。但是他如果躺平了，伸展休息一下就可以缓解。可是现在父亲已经躺了一夜了，而且疼痛的位置不是在以往的腰眼附近，而是在肾脏的区域，一碰就疼，特别明显。

我仔细看了看皮肤，没有什么异常，既不红也不肿。

我问：“您什么时候开始疼的？”

父亲说：“半夜就开始疼了。我后半夜几乎没睡，也不敢翻身，也不敢动。”

我说：“那您怎么不叫我呀？您怎么不按铃啊？”

父亲说：“半夜三更的，我想忍忍就天亮了，所以没叫你。”

这个时候，我脑海里闪出了两个字——“堵管”，这是我最害怕的两个字。出院的时候，大夫曾跟我说过：“如果腰疼了，发烧了，可能就是管堵了，就赶紧上医院。”

我赶紧把尿盆端起来查看，果然尿量还不到平时的二分之一。这一点也更加让我确信我的判断：支架管堵了。

我把造口袋从底盘上拿下来，在支架管下方放上一个换药的弯盘。借着灯光，仔细观察这两根支架管。其中左侧的那个支架管的末端，“滴答滴答”地仍然在往出流尿，而右边的那个支架管，半天一滴尿也没流出来，支架管末端的出口处干干的，就像废弃许久的枯井，空洞且没有生机。看来堵的时间不短了。

怎么办？我脑海中迅速回忆着医生的出院交代：“没事时就把支架管捏一捏，避免堵塞。”现在我没有别的办法，只能捏一捏试试。

看着眼前的两根细细的支架管，怎么下手呢？

我先用洗手液洗了三遍手，再用碘伏把手指擦了一遍，算是消毒。然后小心翼翼地分别用两只手的拇指和食指配合，开始捏支架管。支架管很细，捏上去很难感觉到管腔的变化。我弯着腰，用 4 个手指从造口处按照从上到下的顺序，一点一点顺着支架管往下捏。

捏了一遍，没有什么动静，然后我再开始从上到下捏第二遍。就这样，一遍又一遍，捏了十几遍，仍然没有反应，支架管末端仍是干干的，但我的腰却越来越酸。

大夫让捏管能管用吗？就这么捏，能把尿捏出来吗？我的心里开始打起鼓来。

但现在除了捏管，我别无选择。

我直了直腰，靠在父亲的床档前暂时休息一会儿。父亲的床是经过我改造的，当初父亲腰椎压缩性骨折时，起卧困难，我就买了一个床边扶手装在父亲手边适合用力的位置，这样父亲就可以在起床时用手把着它，减轻腰部受力。腰疼好转后，我觉得这个扶手就像一个高大的床档一样，可以防止老人坠床，扶手自带的杂物袋还可以放一些纸巾、水杯等东西，就没拆除。但现在它正好挡在父亲造口的位置，让我无法有一个合适的位置进行操作。

我找来一个小凳子，坐在父亲的床边。为了让开那个大扶手，我不得不拧着身子，架起胳膊，用双手机械地一遍又一遍地捏着，伴着满脑子的胡思乱想。这种姿势也坚持不了多久，只能站着捏一会儿、坐下捏一会儿、再站着捏一会儿。

就在我几乎要绝望的时候，突然我观察到支架管的尾部好像有一点什么东西冒了下头。我立刻兴奋地站了起来，两只眼睛紧紧盯着那个支架管末端，双手捏的速度也加快了。

奇迹发生了！就在我一遍一遍地捏的时候，有一点白色的、黏稠的东西从支架管的尾部冒了出来。而且随着不断地从上往下捏的过程，白色的东西也从刚刚冒头儿变得越来越多、越来越长。

终于，随着我的双手在支架管末端最后使劲地一捏，一团白色的东西掉了下来，落在接尿的弯盘里。与此同时，支架管好似拧开了的水龙头，尿液就像小溪流一样顺势而出。这个细小的水流一直不断，足足持续了一分多钟。

“通啦！通啦！”我在第一时间抑制不住地叫了起来。父亲听到我的声音，也松了一口气。弯盘里的尿液迅速增加，眼看着弯盘里的尿就要满了，而我一时竟然找不到合适的容器可换。

情急之下，我也顾不上支架管里的尿还在不断地往下流，直接把弯盘里的尿倒在地上，然后再把弯盘重新放在尿管下，这个动作直接导致床单湿了一小片，地上湿了一大片。

过了一会儿，我再去触碰父亲的肾区，问：“还疼吗？”

父亲说：“基本不疼了。”

我又把触摸的力度加大了一点：“还疼吗？”

父亲摇摇头：“不疼了。”

我继续加大力度，父亲说：“你别使那么大劲啊！我现在的感觉跟平常一样了。”

为了保险起见，我坐在小凳上，歪着头，盯着支架管继续观察。一段时间后，两个支架管的滴速基本一致了，左一滴、右一滴，一滴又一滴。这时候我才彻底松了一口气，赶紧把尿袋装上。

我仔细观察了一下刚才捏出来的白色物质，它在尿里漂着，我轻轻摇动了一下接尿的盘子，白色的絮状物就像春天里的柳絮随风飞舞一样，但它的体积却远远大于支架管的直径，我到现在还很纳闷，这么大一团东西怎么就能通过支架管呢？怎么竟然就能被我捏出来呢？看来医生说的没事就捏一捏，还真管用啊！

看着父亲基本恢复了正常，我一看表，天哪，来不及了，要迟到啦！

我用最快的速度把父亲的早点放进锅里，叮嘱了几句，顾不上梳头洗脸，骑上自行车，融入赶着上班的人流之中。

小贴士：

为什么会堵管：由于支架管不像人体输尿管，没有弹性，不能通过生理活动将尿液中的杂质主动排出。炎症会引起肾脏产生黏膜组织脱落（絮状物），如果絮状物等杂质体积大于支架管可通过范围就会引起支架管堵塞。

9

五味杂陈的“团圆饭”

“开饭喽！”

随着我的一声吆喝，最后一道菜上桌了，不太大的饭桌被盘碗碟筷摆得满满当当。

儿子在国外留学，他们的寒假在每年的 12 月下旬到来年的 1 月上旬。眼看着开学的时间越来越近了，离春节还有一段时间，想到孩子要去异国他乡，独自过第一个春节，家里笼罩着浓重的离别的气息。

一贯对吃饭不感兴趣的父亲提议说：“咱们吃顿团圆饭吧。一是给孩子送行，二来让孩子在出国前再感受感受中国春节的传统，弥补一下不能在家过春节的遗憾。”

父亲的提议得到了全家人的热烈响应。我知道这顿饭承载了太多的意义，所以在准备“团圆饭”上也颇下了一番功夫。

“横（四声）菜”当然不能少。孩子在国外饮食比较单调，回家的时候姥爷就一再心疼地说：“你出去吃洋面包都吃瘦了。放假回家多吃点，好好补补。”

我做了红烧排骨、猪蹄焖黄豆、小鸡炖蘑菇、油焖大虾，鱼当然也不能少，年年有余（鱼）嘛。为了补钙，还专门配上豆腐，黄花鱼炖豆腐，当整条黄花鱼摆在母亲当年从景德镇买回来的精致的鱼盘里，把豆腐摆在鱼的四周，上面再撒上绿绿的葱花，看上去也很提气呢！

考虑到老人的消化能力，还做了四个素菜：从炖蘑菇的小鸡身上扒下来一点鸡胸肉，与荷兰豆丝、木耳丝、胡萝卜丝混在一起清炒；杏鲍菇炒油菜；西红柿炒鸡蛋；清炒茼蒿。这几个素菜红绿黄白黑，五颜六色的，煞是好看。

菜齐了，加上刚才炖小鸡的蘑菇汤，八菜一汤一共九样。虽然都是家常菜，但既满足了营养要求，又满足了视觉需求，还有“八”“九”等吉利数字，满足了中国人的心理需求。

大家都围坐在桌旁，为了模拟节日的气氛，每个人面前还摆了一个小酒杯，倒了一点点红酒。

爱人首先提议：“咱们先举起杯，祝家里的老人身体健康长寿，祝孩子学习生活顺利！”当然，也不忘感谢我的辛勤付出。我则忙着招呼大家：“赶紧动筷子，天冷，菜凉了就不好吃了。”

席间，我、丈夫和孩子，轮番给两位老人夹菜。儿子细心地把鱼块中的鱼刺择出来，把黄花鱼的蒜瓣肉放到姥姥、姥爷的碗里，说：“你们眼神不好，现在嘴里的感觉也不那么灵敏了，别让鱼刺卡到。今天我在家给你们择刺，你们就放心地吃，多吃点儿。”

姥姥和姥爷也忙不迭地给孩子夹菜，让他多吃。“你多吃点儿，你现在多吃点能长身体。看着你长胖一点，我们心里头就高兴。”我们一家人都是瘦子，所以特别希望孩子能胖一点。

菜吃了一会儿后，儿子举起了酒杯。

“我说几句吧。这是我出国以后第一次回家，也是第一次吃真正意义上的团圆饭。我想说说我的感受。”听孩子这么说，我们都放下了碗筷，为他鼓起掌来。

“我出国后，感受最深的就是，离开家后才知道家的温暖，才知道我小时候是多么的不懂事。尤其是刚出国的时候，特别想家，总回忆起家里人对我关心的点点滴滴……”

我看儿子说着说着动了感情，声音也有点哽咽，怕饭桌上的气氛太凝重，就赶紧打岔：“你小时候光顾着淘气了，哪有时间体会家里人对你的关心和照顾啊！”

儿子明白了我的意思，赶紧顺着我的话茬儿往下说：“对对对，我小时候太不懂事了。尤其是上小学一二年级的时候，七岁八岁讨狗嫌，老师老打电话叫家长。爸爸、妈妈工作忙，离家远，都是姥爷去学校挨批。”

“一次我同桌的女同学为了不让我越界，在我们两个人的桌子中间用圆珠笔画了一道‘隔离线’。老师非得让我擦，我擦不掉老师就叫家长，最后是姥爷带着抹布、洗涤灵来帮我擦桌子，那时姥爷都七十多岁了。”

“还有就是我们男生课间在厕所里打闹，拿着笤帚、簸箕当武器，结果让老师逮着了。一大堆人打闹，老师非让我赔。最后还是姥爷买了新的笤帚、簸箕送到学校去。”

姥爷笑眯眯地听着他的外孙子讲述着，好像这些事都发生在别人身上。

“后来，等我长大点儿了，知道学习了，姥爷想尽一切办法给我创造一个良好的学习环境。咱家烧水用的是叫壶，水一开壶盖上的哨就响，哨一响大家都抢着去厨房关火、往暖水瓶里灌水。姥爷怕水烧开时壶哨的响声提醒我，我会跑去灌水而打断我的学习，所以总是提前就站在厨房的灶台前等着。原来我不知道姥爷在厨房干什么，一次偶然的机会我才知道姥爷为的是提前把水壶盖打开，不让叫壶出响声。”

“到了高三的时候，我经常夜里学习到挺晚的，可我的书桌在姥爷的卧室里，我怕影响姥爷睡觉，想把书桌挪个地方，可是姥爷说什么也不同意，说再找不着比这更合适的地方了，你学你的，我睡我的。其实只要我的灯亮着，姥爷根本就睡不着。可他每次都跟我说他睡得挺好的。”

“姥爷晚上为了消磨时间，就听收音机。可是姥爷怕他收音机的声音影响我学习，专门让我给他买了耳机。原来我觉得这些事情都再正常不过了，从来也没有对这些事情有什么感受。但是我出国以后才发现，家是那么温暖，姥爷对我是那么关心。所以我下定决心，珍惜在国外学习的机会，好好学习，一定要取得好成绩来报答姥爷和我所有的家人！我敬你们！”

说完，儿子把他杯子里的酒一饮而尽。我看见父亲慈爱地看着他的外孙，脸上笑开了花。

父亲颤颤巍巍地站起来，也拿起了酒杯说：“我的好外孙子，姥爷听了你说的话，心里比喝了蜜还甜。你就是灵丹妙药，姥爷一想起你，病就好了一半儿。我也一定好好努力，争取能等到你下一次回来。”

儿子说：“姥爷，您没问题。我们学校四月份就放春假了。我的同学们都打算去旅游，我哪儿也不去，一放假我就回来陪你们。”

我爱人在旁边马上表态：“好儿子，你来回的机票爸爸给你提前订好。”

我们家这顿“团圆饭”吃了很久很久。大家一边吃、一边聊、一边回忆，满满的感恩、满满的亲情，浓得化也化不开。这种情感充满着整个房间，即使在孩子出国后很长一段时间里，都不曾散去。

小贴士：

年夜饭饮食注意：饭菜宜清淡，忌过于坚硬粗糙的食品，如粗纤维的蔬菜、用油煎炸或烧烤的食品。老年人一定要注意饮食规律，勿过饥过饱。少食多餐，以六七成饱为好。没吃完的剩饭剩菜及其他放在冰箱内的食物，一定要烧熟煮透后再吃，如发现变质，绝不食用。少吃辣，还应避免吃海鲜、火锅类食品。

10

滚烫的除夕

听！农历新年的脚步声越来越近了。

大街上已经开始张灯结彩，红红的灯笼挂在马路两边，为京城增添了许多节日的气氛。路上的行人和车辆开始减少，以往拥堵的道路和熙熙攘攘的商店里清静了不少，路况变得越来越好，北京城显出了难得的宁静。

但我的心里却不那么清静，原因是父亲的支架管总是不太通畅。距离上一次换支架管才一个多月，怎么就又不通畅了呢？当时我不知道堵管的主要原因是感染造成的，还天真地以为根据上一次捏管的经验，只要捏一捏就能解决问题。

腊月二十九，父亲说两腿没有力气。我陪他溜达的时候，他的脚步显得比较沉重，咬着牙在家走了三圈就坚持不住了，提出来要休息。要知道父亲的毅力是相当强的，不到万不得已是不会中途放弃锻炼计划的。

我感觉不妙，赶紧打开造口袋观察，发现尿的滴速很慢，半晌才盼出一滴。当时我认为只要能流出尿来支架管就没堵，后来才知道，这其实是个误区，这种情况属于不完全堵管，也会造成严重后果。

我加大了捏管的频率，一天三次，每次都能捏出一些絮状物。在每天晚上临睡前，我再认真地捏一次，确认通畅后才去睡觉。当时我完全不知道，只要炎症不消失，这些絮状物就会不断地产生，而且随着炎症的发展越来越多。虽然我每次都能捏出一些絮状物，但只能保持一段时间的通畅，很快又会有新的絮状物将支架管堵塞，而且这种堵塞会随着絮状物的不断增多越来越频繁。

就这样在断断续续地、频繁地捏管、排出絮状物、再捏管、再排出絮状物的状态下，迎来了农历狗年的大年三十。在我没有丝毫准备的情况下，一场危机伴随着春节来临的脚步悄然而至。

大年三十的早晨，我并没有放松地睡懒觉，而是像往常一样早早地起床，因为我实在不放心父亲的支架管。

果然，父亲起床后就说感觉不太好，昨天一宿没睡，浑身难受，要求试体温。我用手摸了一下父亲的额头，感觉温度确实有点高。

十分钟后，我从父亲腋下取出温度计，冲着灯光一看，38℃！弯下腰叩击父亲双肾的位置，父亲说有一点疼。赶紧再看看尿管，有一根又不往外滴尿了。想到马上就要过春节，医院不会像平日那样安排正常诊疗，一等就得七天，如果真有什么事可怎么办啊！必须得在过年前把这个事情处理好。我当机立断，马上去医院看急诊！

汽车一路畅通地到了医院，昨天还能行走自如、进行锻炼的父亲，此时此刻腿已经软得自己都站不住了，我和爱人两个人架着他还举步维艰。

虽然是大年三十，但看急诊的人仍然非常多，候诊的椅子上坐满了人，过道里也排满了留观的诊床，连墙边的空地上也被家属们“占据”，或蹲或坐。轮椅也早就被租完了。

我心急如焚：父亲这到底是怎么了？什么病发展这么快？怎么突然间连站都站不起来了？我没来过这家医院的急诊科，流程、诊室位置都不清楚，可是像现在这样，我也腾不出手来去挂号啊！就在那一刻，我意识到必须要买一个轮椅了，有个轮椅出行就方便多了，就是遇见医院人多没地方坐的时候，也不用着急发愁。

我让爱人架着父亲，自己赶紧跑去挂了两个号：一个泌尿外科、一个内科。当时网络上正流行一篇文章叫《流感下的中年》，说的是一个中产人士的岳父遭遇流感，虽经倾家荡产地抢救，但最终丧命的经历，令人谈流感色变。因为父亲发烧，我必须确认到底是因为泌尿系感染引起的还是流感引起的，以防不测。

内科咽拭子快速检测流感的结果很快就出来了，流感病毒阴性，我的心放下了一半。

到了泌尿外科，值班的是一位个头不高的小伙子，与内科大夫不同，他上身穿着白大褂，下身穿了一条绿裤子，就是手术服的那种绿色，一看就知道是外科大夫的打扮。

大夫打开造口袋，说了句："两个支架管都堵了。"于是开始进行简单的处置：先用一个注射器往外抽，但看上去阻力很大，根本就拉不开栓，什么东西也没抽出来。紧接着大夫又用注射器吸了一些生理盐水，然后往支架管里慢慢打进去一些后再往外抽。

经过几次这样的努力，都没有什么效果。大夫叹了口气说："没办法，只能换管了。"可是急诊科只有他一个大夫值班，还有两个病人没有处置。大夫看了看父亲，又看了看那两个病人，所幸的是那两个病人都是来输液的。大夫说："这里没法换管，床都占了。我把单子给你开出来，你带病人上住院部泌尿外科病房等着。"

我们又架着父亲，一路踉踉跄跄地去了泌尿外科病房。由于医生已经跟病房的护士长提前联系了，我们到了病房就被安排进换药室。父亲刚躺下不久，接诊的绿裤子大夫一溜儿小跑地赶了过来，麻利地给父亲更换了支架管，前后也就几分钟。还没等我们把父亲从床上扶起来，连句谢谢都没来得及说，绿裤子大夫又一溜儿小跑地已经没了踪影。医者仁心！大夫的尽职尽责令我感动不已。此时此刻，我的心中被一股股暖流充满着，融化了这几日心中聚集的愁苦与阴郁。

中午回到家，给父亲吃了医院开的消炎药后安排父亲躺下。下午2点多，我发现他抖得厉害，一试表，39℃！天哪！怎么换了管倒越烧越高了？

我赶紧给父亲吃了一片退烧药，心里就像压了一块大石头。原本想得挺简单，尿路通畅了就好了。现在看来，发烧38℃的时候已经是泌尿系感染了，到医院站不起来时可能就已经快39℃了。当时不知道，也没有及时吃消炎药。现在虽然管路通畅了，但是炎症并没有消除，所以发烧越来越高。

下午三点钟父亲开始出汗，体温逐渐降低。但是到了晚上体温又开始上升，夜里12点的时候又回到了39℃。我在这种焦灼的心情下既没有心思看春晚，也没情绪抢红包，一点过年的心情都没有。我深知这么大岁数的老人，发烧发到这么高的温度是非常危险的。如果再烧出什么并发症，后果不堪设想。我怕晚上出现什么意外情况，索性在父亲的屋里支了一个行军床，晚上就睡在他边上，一会儿看看尿盆里的尿量，一会儿听父亲有什么动静，就赶紧趁机摸摸他的头，一夜无眠。

大年初一，父亲的体温逐渐下降，虽然还有波动，但是没有超过38℃。造口处还是流血，因为是在发烧和有炎症的情况下换的支架管，所以出血也比第一次换管的时候多。

通过这次感染堵管，我才切实地感受到，高龄老人发烧是一件多么可怕的事情。这次经历让我开始关注感染的问题。

又过了两三天，父亲烧退了，人也精神多了，与发烧时判若两人。看着父亲自如地行走，听着父亲和我聊天时底气十足的声音，我这才感到：真是过年了！

小贴士：

择期换管与急诊换管建议：

择期换管是自主选择一个适宜的时间主动更换支架管，急诊换管是在已经出现支架管堵塞且常规处置无效的情况下被动换管。建议择期换管，因为择期一般可以选择患者身体状况比较好的时候，且有专门的造口师进行操作；有些患者为了延长换管的时间间隔，节省费用，采取支架管出了问题才换的方式。但此时患者往往身体状况不佳，急诊的换管条件也不如造口门诊，急诊值班大夫是否擅长换管操作直接影响更换质量，所以不是万不得已不建议急诊换管。

11

大表姐打来拜年电话

经过大年三十的折腾，大年初一全家人都起得很晚。

我因为心里惦记着父亲是否退烧了，虽然还觉得有些疲惫，但也没敢再多懒一会儿，赶紧爬起来，观察父亲的尿液，摸摸父亲的额头，自己擦把脸，给父亲喂药，开始准备早饭。

吃过早饭，父亲仍然躺在床上休息，我和母亲坐在电话机旁，边聊天边等着拜年的电话。

“叮铃铃……”电话铃响起来了。“是大表姐”，我一边说一边把电话递给母亲。大表姐是我大姨的女儿，原来每年都是我妈给我大姨打电话拜年，但自从几年前大姨父和大姨相继去世后，每年就变成了大表姐给我们一家拜年。

放下电话，话题自然也就聊到了大姨一家。父亲一听是大表姐的电话，也躺不住了，非常关心地问：“你大表姐她们一家现在怎么样啊？”

大姨和大姨父都是抗战时期参加革命的中共地下党员。1945 年抗战胜利后，他们服从组织安排，离开家乡到邻省工作。虽然远离家乡，大姨作为家中的长女，一直牵挂着她的父母和弟弟妹妹。大表姐是我大姨的女儿，也是我姥姥家孙辈中的老大。

“她们一家都挺好的，我外甥女当奶奶这事咱们早就知道了，但咱还不知道的是，今年她儿子又给她添了个孙子，她去她儿子那里帮忙看孩子去了。”母亲忙不迭地向我们“汇报”。

“是吗！她这是好人有好报啊。你看你大姨父这个病，两次脑出血。多亏你大表姐跟你大姨一起尽心尽力地伺候，20 年哪！这可不是谁都能做到的。”

父亲一边发着感慨，一边努力地想从床上坐起来。他明显被大表姐的拜年电话内容所吸引，我猜想他老躺着也不舒服，执意要下地和我们坐在一起聊聊天。

我说：“可不是吗！前些年我带着孩子替我妈去看大姨和大姨父。大姨父虽然躺在床上什么也不知道，但身上可干净了，既没压疮，也没异味，伺候得可好了。”

我边说边扶父亲起床。父亲因为烧还没有完全退，全身软得一点儿力气也没有。他的拖鞋虽然就在床边放着，可自己的脚却怎么也伸不进去。

我弯下腰给父亲穿鞋，眼前又浮现出大表姐给我大姨穿鞋的情景：

那天大姨要请我们一起出去吃饭。临出门前，大姨准备换鞋。大表姐那时候也 50 多快 60 岁的人了，特自然地就蹲下身去给我大姨穿鞋，我大姨的手也自然地就放在大表姐的肩头上。两只鞋都穿好以后，大表姐起身的时候，顺势就把大姨给扶起来，动作做得那叫一个娴熟。我一看就知道，大表姐在家是怎么伺候我大姨和大姨父的了。要知道，大表姐可是当地知名的大律师啊！

想到这里，我顿时觉得有些惭愧，要是大表姐扶老人起床，她一定会提前把鞋子给老人穿好，以后我也得注意这个细节了。

我扶父亲坐到沙发上，和母亲挨着，我坐在他们对面，接着聊起天来。

“你们可没见大表姐对我大姨有多孝顺。我那次带着孩子去看大姨，是大表姐上火车站接的我们。结果正巧赶上火车站翻修扩建，车堵得一塌糊涂，半天了也没怎么挪窝儿。大姨在家等着着急，一个电话接着一个电话催问怎么还没到。你们还不知道，大姨这急脾气跟我妈一样，一点事不顺利就急得不行。大表姐在车上就一直慢声细语地一次一次地解释、一遍一遍地安慰，让我大姨别着急。反正要是我，我做不到。”

母亲说：“你大姨没福啊，伺候你大姨父 20 年。你大姨父走了，好容易能轻松轻松、享享福了，结果不到半年也走了。”

话题从大表姐转到了我大姨。

“你大姨这辈子真不容易！不到 18 岁就瞒着家里参加了革命，从挣钱的第一天就开始给家里寄钱。她自己特别节省，一辈子舍不得吃、舍不得穿。要不是你大姨，我们这一大家子，连大人带孩子七八口人，就得流落街头了。”母亲说这番话时充满了对大姨的姐妹深情。

平时话语不多的父亲接过话茬，他对我大姨评价相当高。“大姐真是好人，可惜她是个受累的命。主要是大姐夫 70 多岁的时候又第二次脑出血，一下子成了植物人，伺候起来就更不容易了。”

我看父亲似乎有了点儿精神头，给他和母亲每人倒了一杯水，话锋一转，说道：

“对了，大姨还可使劲儿地表扬您来着。”边说边把水杯递到父亲手里。

父亲接过水杯，随手就递给了母亲。“我有什么可表扬的呀？”

“您忘了，有一年大姨出差去广东，她从东北坐火车到北京，然后从北京坐飞机去广州。让您去火车站接站。那时候铁路运输还不发达，火车到北京站是早晨四五点钟。”我顺手把第二杯水递到父亲手里。

“你这么一说我想起来了，那次接站可是真费劲了。那年头没有出租车，咱们这里当时还算郊区，头班车是早晨五点一刻，她 4 点多到站，一早走肯定来不及。可是头天晚上到火车站吧，那时候也不像现在，随便就能找个旅馆住，要想住招待所、住旅馆，还得要单位开出差的介绍信。我没办法，晚上 11 点多坐末班车到了北京站，就在那儿生生地熬了一宿。”

“那后来呢？”

“后来你大姨知道我在火车站蹲了一宿，特别感动，其实我觉得这也没什么。”

“是啊，就这件事，大姨一直记着呢。那次我去她家看她，大姨又提起来，夸您是个好人。”

父亲叹口气：“我特别能理解大姐。因为她是家里的老大，我也是老大；她父亲早逝，我父亲也早早就没了；她下边有六个弟弟妹妹，我下边也有六个弟弟妹妹。老大肩上的担子重啊。”

我听父亲这么说，冲父亲努了努嘴，并把脸转向母亲：

“那我妈也功不可没啊！幸亏咱们这两个老大的另一半都通情达理，在给家里寄钱的事情上全力支持。要不然，想想当年那个情况，那一大家子人就真有可能活不下去了。”

我拉起了父母的手：“我太幸运了，我父母的两个家族，都有一个有责任感、很孝顺的老大。老大给弟弟妹妹们做出了榜样。你看我的叔叔、姑姑们对我奶奶，我的舅舅、舅妈对我姥姥都那么好，他们的儿女对他们也都那么孝顺，孝道代代相传，这是一件多么让人羡慕的事啊！”

话音未落，电话铃又响起来了，接两个家族成员的拜年电话是我们家大年初一的主要生活内容。虽然大家身处天南海北，地理位置远隔千里，但共同的亲情与爱心把大家紧紧地连在了一起。

这时我突然明白了，接电话、与家人传递亲情，这也是父亲执意要拖着病体起床的主要原因吧！

小贴士：

春节拜年礼仪：以传统习惯，初一这一天是给家族中老人拜年，从初二开始探亲访友。俗话说：“外甥拜年，初二初三。”正月初五叫“破五”，家家要扫垃圾倒脏土了，这个时候再拜年就有点晚了。随着社会的发展，拜年的形式也多种多样了，电话拜年、电脑网上拜年、邮寄贺卡拜年等都是可行的。

12

频繁堵管急与愁

还没出正月，父亲的尿里又出现了絮状物。这次我有了经验，一面加强捏管，一面加大把造口袋取下来观察的频率，以便及时发现堵管。两件式造口袋的优势此时就显现出来了。

没过几天，父亲的尿液越来越浑浊，絮状物也渐渐多起来，我意识到，可能又要堵管了。我去造口门诊咨询，造口师说这可能是因为肾盂里面感染了造成的，需要消炎。我当时很诧异：刚换完管，而且也吃了消炎药，停药没几天啊，怎么就感染了呢?

造口师说："像这种开放式的支架管由于和外界连通，非常容易感染，而且反复感染的现象很普遍。"

我问："怎么这么快就又发炎了呢? 上次发烧吃了消炎药以后，停药还不到半个月呀！"

造口师说："炎症的发生与否和自身免疫功能有关，如果身体强壮，自身免疫力较高，可能不感染或感染了症状也比较轻。像你父亲岁数这么大，人又瘦弱，免疫力差，容易发生感染。”

“那我该怎么办呢？还得吃消炎药吗？”

“对。像你父亲这种情况就得吃消炎药，才能解决感染的问题。”

“如果回家以后再堵了怎么办？”

“那就看能不能自己处置好，如果不行，只能再换管。”

回到家，我先让父亲吃了上次看急诊时医院让吃的利复星，并格外地加强了观察。一天、两天过去，虽然絮状物比较多，但是尿管基本通畅，尿量也和原来差不多。

就在我暗自庆幸的时候，一天晚上我下班回家，父亲说腰又有点儿疼。我赶紧打开造口袋，发现左侧的支架管堵了，而且怎么捏也不管用。已经到了晚上 7 点多了，没办法，只能再次带上父亲去医院看急诊。

这一次就没上次那么幸运了。急诊大夫先用注射器往外抽，又吸了点生理盐水往管里打，反复几次也没弄通。大夫说没办法得换管。我说：“那就换吧。”

他说：“今天换不了，这里不具备换管的条件。”确实，我们上次是上病房换的管。

当时我非常着急，深切理解了电视镜头里常出现的下跪的患者家属的心情，当时真恨不能跪下求大夫再想想办法。因为我已经知道了肾积水的危害，肾脏才多大啊，肾盂里边的空间更是有限。如果这一晚的尿流不出来憋在里面，发不发烧不一定，但肯定会造成肾积水，损害肾功能。

我把担心告诉大夫，大夫说：“不要紧，一晚上的尿液不至于有损害肾功能的危险。肾实质有一定的厚度，尿液积存会把它压扁、变薄，如果长时间这么挤压的话，会造成肾功能的损害。而一个晚上的时间不会有太大问题。如果存在危险我也不敢放你走。明天一早上造口门诊去更换支架管。”

我忧心忡忡地带着父亲回家，到家时已经是晚上 9 点多了。看着躺在床上的父亲，我不甘心就这样等到天明。我想模仿刚才急诊大夫的操作再试试。生理盐水家里有，可哪里找注射器呢？

急中生智，我想起前一阵儿在家给父亲输液准备的几个注射器没用完。原本我不会输液，但是在北京“非典”的时候父亲颈椎病引起头晕，需要输液又不敢上医院，我就赶鸭子上架，跟我们单位的护士学会了输液操作。“实践出真知，斗争长才干”，现在到了比较危急的时刻，我别无选择，只能冒险试一试。

我小心翼翼地打开输液器的包装，那是一个 10 毫升的注射器。我把针头插进支架管末端，针头较细，插在 7 号管里好像还有些松动。我就用左手捏住支架管尾端，用右手夹住输液器往外抽。阻力很大，根本就抽不动。

我当时急得都快哭了。虽然大夫说堵一宿没什么危险，但我哪能眼睁睁看着父亲忍受一宿腰疼腰胀的折磨？我想学着往支架管里打点生理盐水，可我当时没注意大夫抽了多少水，又打进去多少，本来肾脏就胀得难受，我再往里打多了，如果没解决问题不更糟糕了吗？况且我不知道往支架管里打水的作用是什么，不敢再往里打水了，只能反反复复地试图往外抽。

时间一分一秒地过去，由于长时间在父亲床前弯着腰，我的腰已经直不起来了。正当我想放弃的时候，我突然发现空空的注射器里，在针头和针管连接的地方有一个小水泡。而且这个小水泡会随着作用在注射器上的拉力增加而慢慢变大，最终形成一个小水滴。这说明还是有一点尿液可以出来的。

这个小水滴重新激发了我的信心。我索性搬来个小凳子，坐在床边，做好长时间操作的准备。就这样，一滴一滴地往外抽。第一次 1 毫升，第二次又是 1 毫升。我在心里默默记着每次的抽出量，终于达到 10 毫升了！

想着这 10 毫升尿液的排出可以减轻一些父亲肾脏实质的压力，如果能再抽出10毫升呢？我从晚上9点多，就这么一点一点地一直抽到夜里12点半。而且在最开始、最艰难的前五六次抽吸过后，可能是堵塞的地方松动一些了，后来一次就可以抽出10毫升。经过三个多小时，最终一共抽出了143毫升尿液。

当我确认把父亲肾脏里的尿液都抽出来了以后，我看出父亲内心也有些紧张，就跟父亲开玩笑说：“今天我可知道您的肾有多大了，至少143毫升！我给您腾出了143毫升的空间，今天晚上您可以睡一个踏实觉了。”

父亲自己按了按腰部，说：“行了，不疼了，你折腾一晚上了，赶紧睡觉去吧！”父亲冲我挥挥手，眼里充满了怜爱与心疼。

第二天带着父亲又去了造口门诊，碰巧遇见一个也是更换完支架管不到一个月就又堵了的患者。看来造口护理果然像大夫说的，非常麻烦啊！

临走的时候，我不经意间唠叨了一句：“怎么老堵呢？消炎药也吃了，水也没少喝，怎么不管用呢？”造口师的一句话，为我开启了另一扇大门。她说：“这种情况我这里就处理不了了，我只能管造口的问题，感染问题你应该去抗感染科。”这是我第一次听说这个医院还有一个抗感染科。

“听人劝、吃饱饭”，换完管就陪同父亲去了抗感染科。自此，我和父亲迈出了抗感染征程上的第一步。

小贴士：

全堵管和不完全堵管：单J管的尾端卷曲部分在肾盂里有6个针眼大小的孔用于排尿。完全堵管是6个眼全被堵住，一点尿液都不往外流，容易被发现；不完全堵管就是6个眼中至少有一个眼没堵，还能流出少量尿液，往往造成没堵的假象。但不完全堵管也会造成肾积水，应引起重视。

13

巧手疏通支架管

“是不是又堵管了？尿袋里的尿怎么没平时那么多？”我一边观察父亲的尿袋，一边随口嘟囔着。

“不知道啊！要不要打开看看？”

每当这种时候，只要打开造口袋，十有八九会发现尿滴的异常。频繁的堵管令我烦恼不已。

怎么能减少堵管的发生呢？

我通过分析排尿日记发现，虽然父亲每天水喝得不少，但都集中在白天。由于短时间内要喝下去大量的水，父亲经常跟我说：“我实在喝不下去了，感觉肚子里全是水。”可是从晚上睡觉到第二天早晨这十个小时的时间里，却没摄入一滴水。这种喝水的节奏造成了白天的尿量比较多、而夜间尿量却明显减少，白天尿液对支架管能起到冲洗的作用，夜间尿少就容易形成沉淀等杂质堵塞支架管。

想到这里，我决定调整父亲的喝水习惯，让父亲夜里也喝水，把 3000

毫升的水均匀在 24 小时内喝完，这样既不会灌个水饱，也解决了夜里缺水的问题。我把这个想法跟父亲一说，父亲说：“好啊！正好我夜里嗓子也干，也想喝点水。”

时值冬日，我找出家里的一个保温杯，水温倒是可以保证，但是父亲反映，夜里用保温杯喝水时还得坐起来，既冷又不方便，折腾清醒后半天睡不着。于是我就到商店去找，终于找到一款儿童用的带吸管的保温杯，密封性能好，躺着就能喝，非常实用。

我在晚上睡觉前往杯子里倒入温度合适的白开水，再把杯子放在父亲的床头，这样他夜里想喝水的时候伸手就能拿到，喝完水再顺手一放，动作幅度不大，基本不会影响睡眠。后来应父亲要求又增加了一个保温杯，这样父亲一宿可以补充 800 毫升水。早晨给父亲倒尿的时候，尿量明显增多了，颜色也清淡了很多。这个办法行之有效，虽然单靠这一招还不能避免堵管，但是把堵管的程度减轻了。

一次闲聊，我问父亲：“您一天捏几次管啊？”

父亲说：“我没事儿就捏捏。”

我说：“我看看您怎么捏的？”

父亲用右手随意地在支架管捏着，上一下、下一下、东一下、西一下。

我说：“您这样可不行，要按照顺序从造口处一直向下挨着捏。按您那种捏法，虽然捏的次数多，但是起不到效果。您要按从上到下顺序往下捏，从上到下算一次，50 次算一组。至于每天捏几组，看情况而定。”

父亲恍然大悟，说：“原来我还觉得我捏的次数挺多的，结果都是无用功啊！看来捏管也有技巧，从现在开始我每天按你说的做，每次至少捏 50 遍。”

可就是这样，支架管仍然会堵。捏不通时怎么办？那就只能用注射器往外抽。

说起买注射器，还有一个故事呢。

一开始我没把买注射器当成一回事，因为我有印象，以前在为父亲买拐杖时去过一家医疗器械商店，那里面什么尿壶啊、拐杖啊、轮椅啊、血压计等一应俱全，我看见过有人买注射器。

我径直到了那个商店，店里没有什么顾客，店员一看见我进门，就热情地迎上来，一边引导着我往里走，一边问："您想看看什么？"

"有注射器吗？"

听我这么一说，店员停住脚步，看了我一眼，只蹦出两个字"没有"，就收敛起笑容，面无表情地回到柜台里面去了。

我很失望，以为是这个商店规模小，货不全。我就又去了一个离家远一点，但是规模较大的专门经营医疗器械的商店。进门后却得到了同样的回答："没有。"

我赶紧问："您知道哪儿有卖的呢？"

店员看了看我，意味深长地说："哪儿都没有，你也别找了，不让卖了。"

店员的话语配着那种看我的表情，瞬间让我恍然大悟，也非常尴尬：店员看我满脸憔悴、疲惫不堪的样子，八成把我当成吸毒人员了！

没办法，商店里买不到，还得回医院求助于急诊科，在医院自费买了5个10毫升的注射器。结果有一次使用的时候，却什么都抽不出来。

我去问造口师："怎么你能抽出来，我就什么都抽不出来呀？"

造口师说："你的注射器是多大的？"

我说："10毫升的。"

她说："你的注射器太小了。你父亲的支架管是7号管，得用20毫升的注射器，针头和支架管粗细正好匹配，里面不留空隙。如果堵得厉害、支架管里没有尿，你用太细的针头抽的都是外面进去的空气。"

这时我才回想起来，上一次半夜在家给父亲往外抽尿的时候我觉得注射器的针头比较细，因为头一次用，我怕针头从支架管里掉出来，紧张地用手捏着，所以歪打正着给支架管里形成了一个密闭的空间。这次倒是有点经验了，但没捏着支架管，就造成了操作失败。

我赶紧把 10 毫升的注射器换成了 20 毫升的，但是再抽还是不行。

再跑去问，造口师说：“是不是你的注射器针头型号不对啊？”

我丈二和尚摸不着头脑：“注射器针头还有什么型号啊？”

“注射器的针头有从顶端开孔呈一个斜面的，还有一种是在侧面开孔的。现在用于输液溶药用的针头都是侧面开孔的。而咱们是为了把杂质抽出去，因此要尽量减少阻力，防止针头贴在支架管上堵塞开口，所以要用顶端开口的。”

我回家一看，针头果然是侧面开孔的。我无奈地摇摇头，一个小小的注射器针头也有这么多的学问。

可我们医院没有顶端开口的注射器。无奈的我几经辗转找到了供应商，说明用途，还拿出父亲的诊断证明，求他们帮我找顶端开口的 20 毫升注射器。

终于，人家同意卖给我了，但只批发不单卖。我批发了一个最小包装，50 支注射器。原来想着批发这些注射器不知道得用到哪年，可是真遇到堵管的时候一天用两三个，甚至三四个也是常有的事。50 支注射器不到一年就用完了。

一次，我发现父亲的尿量又少了，打开一看，果然右侧的支架管堵了。以往我用注射器往外抽时很顺利就可以抽出絮状物和尿液，但这次往外抽的时候感觉阻力很大，根本就拉不动注射器的栓。

我想起上次从急诊回来给父亲一点一点往外抽尿的经验，就使劲往外拽着注射器的栓管，结果尿没抽出来却抽出了血。眼看着殷红的血水在注射器里不断地增多，吓得我马上松开了拉注射器栓管的手，赶紧从支架管末端拔出了针头。看着从支架管里继续滴出的血水，我的心“嗵嗵”直跳，禁不住又是一通胡思乱想。

我跑去问造口师：“怎么还能抽出血啊？”

造口师告诉我：“抽不动的时候就是絮状物或者杂质把单J管尾端的小孔堵住了。此时不能强行用力，过度用力抽会使毛细血管破裂造成出血。如果遇到往外抽的时候感觉阻力很大，可以用注射器抽一些灭菌的生理盐水往支架管里面推注，目的是把堵在小孔的絮状物冲开，也可以起到稀释浓稠分泌物的作用，让尿液容易抽出来，但打进去的水量不要太多。如果这样处理后还抽不出来，就只能上医院换支架管了。”

看来合适的注射器也不是万能的啊！

还有一次，也是距离前一次换管时间不到一个月，右侧支架管又不流尿了。我各种方法都用了还是不行。在又一次的绝望中，我陪着父亲再次到了造口门诊，准备换管。

造口师说：“刚换了不到一个月又换，有点可惜。”

只见她观察了一下尿液又问道：“絮状物多吗？”

我说：“这次挺奇怪的，没见絮状物啊，怎么还是不通呢？抽也抽不出来。”

造口师把造口袋取下来，没用注射器，却用手捏住堵的那一根管轻轻地往外拽了拽，支架管往外抻出来差不多两个小格时，不可思议的一幕发生了：尿液从支架管尾端神奇地流了出来！

她看见我惊讶的表情说：“你父亲这次并不是堵管，可能因为运动或者体位的改变，支架管的位置发生了改变，支架管往外流尿的小孔贴到输尿管或肾盂的黏膜上，造成了局部真空状态，尿液就流不出来了。稍微动一动，让支架管尾端改变一下位置，不贴着了就好了。”

我问：“我不敢拽啊，会不会把支架管给拽出来啊？”

她说：“你拽的幅度只要不超过支架管刻度的五个小格就可以，而且你自己手下会有感觉，在刚开始往外拽的时候有一点阻力，然后突然间这个阻力消失了，就说明把它拽开了，而且同时观察支架管的尾端，一般就会快速地流出尿来。这时候就不用再拉了。你可以慢慢体会。”

原来还有这种情况，我又学会了一招儿。

在父亲和我的共同努力下，能够居家及时发现堵管并及时处理，逐渐地减少了去造口门诊的次数，大大减少了父亲的痛苦和我的负担。

慢慢地，我和父亲对堵管也不那么紧张了，他已经能从我的操作中自己判断堵管的原因了。如果我没拿注射器，只是扽了扽，他就会一脸轻松地说：“支架管又贴上了？”如果看我拿注射器去抽，他会问：“抽出絮子了吗？”如果我再往里打水，或没有很快地结束“战斗”，他就会说：“是不是该吃消炎药了？”

久病成医，一点不假。

小贴士：

怎么及时发现堵管：

在正常起居的情况下，尿的颜色突然加深、尿量减少，伴有乏力、腰酸等症状时要高度警惕；如果絮状物逐渐增多、增大，堵管的概率会大大增加，要增加取下造口袋观察支架管的次数；如果出现腰痛、发烧的症状基本会伴随出现堵管；更换造口袋时注意观察造口周围，渗出少量尿液是正常的；如果渗出尿液较多，即使支架管还往外流尿，也预示支架管不十分通畅。

第三章

感染阻击战

1

抗感染科就诊记

第二次换管后，在造口师的提醒下，趁着父亲本人还在医院，我决定去抗感染门诊看看。网上的号已经挂完了，我把父亲推到抗感染科门外，想碰碰运气，看能不能让大夫给加个号。趁着上一个患者看完、下一位患者还没开始的空档，我挤进了诊室。

"大夫，您能不能给我加一个号。老人已经 88 岁了，行动不便，来一次很不容易，是造口门诊的医生推荐我来的。"

医生看了看焦急而又谦卑的我，又看了看门口轮椅上的父亲，说："今天号已经满了，我可以给你加一个号，但等的时间要长一些，得等这些病人都看完。"听大夫同意加号了，我连声道谢："谢谢！谢谢！没关系，只要能看上，什么时间都行。"

在候诊的时候，我观察着走廊里等候的人们，有男有女，有年轻的，也有岁数大的。从外表上都看不出有什么病，听他们之间的闲聊才知道，看什么感染的都有：有泌尿系感染的、盆腔炎的、前列腺炎的，还有肺部感染的，这让我对抗感染门诊有了一丝神秘感：这个门诊什么感染都能看啊！

随着候诊患者的进进出出，诊室门外的一张告示引起了我的注意：“敬告：如要咨询，请先挂号。”我猜是不是因为来咨询的人比较多的缘故。后来父亲的抗感染经历告诉我，感染的情况千变万化，用药也需要随时调整，我就经常为父亲用药的调整造访抗感染科。由于看到了门外的告示，每次我都是先挂号、后就诊。

可能有些人对此不以为然，认为“我就问一句，告诉我不就得了，有必要还得挂个号吗？”其实抗感染作为一个学科，里面有非常深的学问，不只是有些人认为的一句话那么简单。有的时候即使是医生的一句话，也需要很多知识和检验结果的支撑，也需要医生经过深思熟虑后说出，医生需要承担责任和风险。挂号是对科学的尊重，也是对医生劳动的尊重。

终于轮到我们了，我陪着父亲进了诊室。这时我才注意观察了一下接诊的大夫。她“全副武装”，戴着帽子、口罩，手上还戴着一次性手套，真是抗感染科的大夫，职业保护做得非常到位。我唯一可以观察到的就是她的眼睛。

那是一双充满了镇定与睿智的眼睛，虽然没有任何语言，却又仿佛包含了万语千言。那双眼睛直视着你的时候，就像初春的细雨，滋润着人的心田。她的目光还有一股神奇的力量，从她眼睛里能得到鼓励和安慰。

她接诊的时候一直保持着微笑，不仅让患者觉得亲切，也让我一直紧绷的心情瞬间放松了下来。

她说话的语速不慢也不快，这对于听力不佳的父亲来说非常的舒服。虽然语调不高，但是每句话都能让父亲听得很清楚，双方交流起来没有障碍。

医生问了父亲的情况及做过什么检查。我把父亲三个月复查时候尿的化验单呈上并说：“上次感染吃的是利复星，挺管用的，这次是不是可以还吃利复星？”

医生说：“因为你父亲这次感染没做过相关的检查，我现在还不好确定。但是你父亲岁数这么大了，现在又已经感染了，只能先经验用药。我给你开几张化验单，你要去做一个尿的细菌培养，看一看是什么菌引起的感染。你上次吃利复星了，这次就不要再吃利复星了，换磷霉素试试吧。拿到化验结果后再来看。”

说完她麻利地开出了化验单和处方，时间不长就完成了诊疗过程，我推着父亲离开了诊室。说实话，心里挺失望的，与我的预期相差太远了。我原来抱有那么大希望的抗感染科，看来也没有什么特殊的地方，不也是验尿开抗菌药吗？还让我拿到结果以后再来看，有这个必要吗？上次的消炎药又便宜又有效，为什么这次就不能吃呢？刚才对医生的信任感减少了大半。

顾不上多想，接下来就是缴费、准备验尿。我急急忙忙在检验科收集体液的窗口把两张化验单递进去，里面的工作人员递给我一个带盖的白色塑料瓶，说是做细菌培养用，然后再一抬手指着窗口外墙边的一溜儿纸箱子，说到那里去拿一个蓝盖的塑料管，接好尿再送过来。

我这才注意到，墙边有一排矮柜，上面摆了三四个纸箱，纸箱里装着不同的容器，外面贴着容器的名称，如大便盒、接尿小碗、尿全项分析管、24 小时尿分析管。我拿了一个蓝盖的管准备给父亲接尿。

接下来难题又来了，怎么接尿呢？我不能进男厕所，父亲也不能进女厕所，我总不能在熙熙攘攘的大厅里，在众目睽睽之下，把父亲的造口袋取下来给他接尿吧！

正当我犹豫的时候，厕所旁边的一个门开了，有人从里面推出来一个轮椅。我一看，是无障碍卫生间！这是专门给行动不便、需要照顾的人用的无性别卫生间。里面很宽敞，推轮椅进去绰绰有余。我立刻产生了想给这一人性化设施点赞的冲动，因为它在我无所适从的时候解决了我的大问题啊！

由于父亲折腾了一上午，喝水也没有在家的时候多，所以支架管往下滴尿的速度很慢。我就蹲在卫生间里等啊、等啊，差不多等了 40 分钟才接够了检验用的尿量。

把尿标本送进体液收集窗口已经中午 12 点多了，走廊里候诊的人明显少了，电梯厅也不见了堵在电梯口的人群。直到我看见取药窗口密密麻麻等待取药的人，才发现原来人们都转移到药房来了。“不能再等了，只能下午再跑一趟取药！”想到这里，我深吸一口气，推着父亲走出了医院的大门。

小贴士：

送检尿标本需要多少量：

1. 尿全项分析（尿常规）：机器检验，需要将探针插入标准的尿液收集管中，如果尿量不足会影响检验结果或无法检验，所以要保证尿量至少达到送检尿管的三分之二。

2. 尿培养的送检塑料瓶较大，是经过消毒的无菌容器。在接尿之前不要打开瓶盖，避免污染。因为是手工接种，尿量在瓶子容量的二分之一左右，如果排尿实在困难，三分之一也可以。

2

闯入泌尿系感染的丛林

“快递！”

随着门外快递小哥的一声召唤，我知道，我订的书到了。

从抗感染科出来以后，我马上有了想探究泌尿系感染的相关知识的冲动，回家后就立刻下单，买了本肾脏内科学方面的书。

自从父亲病后，我案头的各种医学书籍渐渐多了起来。我怕被某些说法误导，所以书籍以高等院校教材为主。我的想法很简单，我不仅要了解疾病的表现、治疗方法，还想了解产生这些症状的原因、治疗的原理及各种治疗方法的利弊及预后，有利于我做出合理的判断与选择。

我迫不及待地打开书，跳过前言、肾脏结构等部分，直奔主题。

我听说“泌尿系感染”这个词，还是源于我的一个朋友。十多年前的她年轻漂亮，身体很棒，不仅人能干，还多才多艺。她家庭和睦，孩子也省心。在我们的眼里，她简直就是人生的赢家，拥有完美的人生。

但是她更年期的时候得了泌尿系感染。从此，她一直被泌尿系感染所困扰，不仅经常犯，而且每次犯病都非常痛苦，中药、西药、输液、理疗，能想的办法都想了，也没痊愈。

当时我觉得她的病情是个案，甚至一度认为是她干净过度造成的，但是随着父亲开始感染以后，我深切体会到泌尿系感染，听起来不是什么特别严重的问题，但实际上是一个非常棘手的病。

刚刚研究完造口，我又开始学习泌尿系感染。人这一辈子，必须活到老，学到老啊！

啃书本之后我知道了，泌尿系统感染是尿路上皮对细菌侵入导致的炎症反应，通常伴随有菌尿和脓尿。堵塞父亲支架管的絮状物应该就是受侵害的上皮细胞及其分泌物了。

尿路感染根据感染部位分为上尿路感染和下尿路感染；根据两次感染之间的关系可分为孤立性感染和复发性感染，后者又可分为再感染和细菌持续存在；根据感染发作时的尿路状态又可分为单纯性尿路感染、复杂性尿路感染及尿脓毒血症。

回想做完手术出院的时候，医生就叮嘱说，因为有支架管，容易感染，注意多喝水，也要注意保持造口的清洁。我以为多喝水就能解决感染问题，而且在术后三个多月的时间里，确实也没有什么症状。但是从我走进抗感染科开始，我意识到，医生关于泌尿系感染的预言也终于应验了。

我眼前浮现起父亲三个月复查时的情景：在大夫开的一系列的检查、化验单中，令我最紧张的，是他的尿常规化验单，白细胞1000多，超过正常值50多倍。

我指着报告单上一大堆向上的小箭头问大夫："我父亲的尿怎么这样啊？是不是肾脏出了问题？"

大夫瞟了一眼化验单，一副不以为然的表情，说："因为支架管使肾脏与外界直接相通，非常容易感染，带支架管的人的尿没有正常的。"

听大夫这么一说，我顿时放下心来，父亲的尿属于无症状菌尿，在过去的三个多月里，父亲并不是没有发生泌尿系感染，只不过是无症状而已。

“大夫，那用吃消炎药吗？”

“只要没症状就不用管它。”大夫惜字如金，说完这话就忙着接诊下一位患者了。

从大夫那里出来至今，我就没再给父亲化验过尿，因为我觉得，反正化验不化验结果都不正常，那化验还有什么意义呢？

现在想想，我的做法并不可取，我对泌尿系感染和抗感染治疗并不了解，所以把问题简单化了。在是否化验尿的问题上，既不能过度关注，也不能置之不理。

想到这儿，我又翻出了书。书上说：大多数无症状菌尿不推荐使用抗生素治疗。我在这句话的下边用红笔画了两道波浪线，若有所思：这就是医生说的“只要没症状就不用管它”的依据吧。

可出现什么样的症状是“该管”的症状呢？

父亲大年三十支架管堵塞、发烧肯定属于有症状的感染，但等到这么严重了才抗感染治疗，代价太大了。如果能在出现严重后果之前就进行干预，是不是更好呢？

随着我学习的深入，又认识了耐药细菌。在和抗生素接触多次后，细菌已进化出一整套有效的耐药机制，耐药菌这个暗中隐藏的敌人正在逐渐强大起来。耐药菌的出现增加了感染性疾病治愈的难度，而致病细菌如同野草，如果一次不能将其彻底杀灭，很快就会卷土重来。我们现在可用的抗菌药物有限，如果放任细菌耐药，人类将无药可用。

我再次陷入了深思：我的预防为主的方案是否需要频繁使用抗菌药物呢？会不会引起细菌耐药呢？

上次父亲发烧看急诊，大夫给开的消炎药利复星是专门治疗泌尿系感染首选药物，属于经验用药。因为父亲此前没吃过消炎药，吃完药第二天就有了明显的效果，体温开始下降。到第三天的时候絮状物也减少了许多，尿液变得澄清。用药一周，各种症状完全消失，从这点可以判断父亲这次感染的细菌对利复星是敏感的。

可是以后如果父亲频繁堵管，到什么程度会引起发烧呢？如果父亲不发烧，只堵管是不是可以吃消炎药预防呢？怎么判断吃消炎药的指征呢？有哪些消炎药可选呢？

我一边看书，一边思考，越想问题越多，越看越觉得泌尿系感染的治疗不简单。耐药菌的知识让我改变了对医生开化验单的看法，开始重视尿细菌培养和药敏试验，因为只有知道了药敏结果，才能有针对性地用药，才能最大限度减少耐药菌的出现。

想到在最近这次堵管的时候，我自作聪明，判断父亲还是有炎症，还想给父亲吃利复星。幸亏我遵医嘱让父亲吃磷霉素了，原来医生的目的不是故弄玄虚、有意开贵药，而是为了避免长期、大量应用同一种抗菌药物造成细菌耐药啊！我对自己以前的肤浅与无知从心底里感到惭愧。

合上书，墙上的表针已指向深夜了。看看窗外，除了路灯和对面楼房的几个窗户还有亮光，其余的一切都被黑暗所笼罩。我突然觉得，父亲的泌尿系感染也像这无边的黑夜一样，令人颓丧，而医学知识就像那几盏稀有的灯光，指引着我在黑暗中摸索、前行。

明天，我要继续“啃”那本厚厚的教材，让知识为父亲保驾护航。

小贴士：

1. 泌尿系感染的实验室检查：包括血常规、尿常规、尿涂片镜检细菌、中段尿细菌培养＋药敏、血液细菌培养＋药敏、肾功能检查等。

2. 泌尿系感染的治疗原则：有症状的感染应根据尿培养及药敏试验结果选用有效抗生素。紧急情况可根据经验选用广谱抗生素治疗，之后根据培养结果调整抗生素使用。症状较轻者可采用口服用药，一般用药5～7天，病情严重者一般用药10～14天。症状较重、发热、血培养阳性及胃肠道给药有困难者可选用非胃肠道用药，如肌肉或静脉注射给药。偶现念珠菌感染，可采用抗真菌治疗。不推荐长期无根据使用抗生素治疗。

3

留标本不简单

四天的时间一转眼就过去了，到了取化验结果的时间。我到自助机上扫码，自助机很快吐出了一张单子。细菌培养鉴定单上面写着：“三种以上细菌生长，建议复查。”

这是什么意思？三种以上细菌，是不是很严重？这时我才明白，上次看病的时候医生说出结果以后再找她，我当时还觉得是小题大做，多此一举。现在看来看化验单不简单，就这几个字我就弄不明白。就是医生没让我再找她，我也需要找她问一问了。

再次坐在医生面前，少了几分新奇，多了几分佩服。

“大夫，结果出来了。三种以上细菌生长是什么意思？是不是很严重？”

“很可能是尿液取样的时候被污染了。培养出来了许多细菌，但分离不出来致病菌，需要重新再培养。”医生仍旧微笑着不紧不慢地回答道。

“怎么会污染呢？我接的就是从支架管里直接放出来的尿啊。”

“因为你父亲有造口，支架管长期泡在造口袋里，非常容易被污染。

你接尿之前，需要先对支架管进行消毒。”

“怎么消毒啊？”

“用消毒棉签蘸碘伏把支架管外面擦一擦，然后再接尿。”

原来如此！我以为支架管留尿也像正常人留尿一样，直接接出来就行了。正常人留尿时需要用自己的前段尿液把尿路冲一下，然后留取中段尿，基本上解决了被污染的问题。但是支架管是随时有尿随时流出来，如果支架管外面本身是被污染的，留尿时支架管末端又泡在瓶子里，再加上等候的时间较长，就会污染送检尿样。后来我在留取尿样时不仅用碘伏消毒外面，还尽量让支架管搭在瓶口且两两分开，避免浸泡和相互冲洗，最大限度减少污染因素。

“大夫，那我再化验一次吧！”

“你父亲已经吃了四天消炎药了，现在培养应该也培养不出什么来了（应用抗感染药物前，及时正确留取临床标本非常重要）。这次吃药以后情况怎么样？”

我说：“尿液清了，基本上也没什么絮状物了。”

大夫说：“从这点来看细菌对这个药还是敏感的，可以先吃两周。”

我说：“需要吃这么长时间吗？”

“需要。”大夫面带微笑，但语气不容置疑。

这次我主动问大夫：“两周后是自动停药呢？还是来找您看后再决定停不停药呢？”

医生说：“两周吃完药的时候你再来看。”

两周以后，我如约到了抗感染门诊。

医生说：“先去做个尿常规。”

我说：“为什么要做尿常规呢？”

医生说：“要看尿里白细胞的数量，来决定是否还吃消炎药。”

我问："那是不是还得再做个细菌培养，培养结果没细菌就可以不吃了呢？"

医生笑了笑："细菌培养在用抗菌药之前很重要，药敏结果也很关键。但现在就不能再依赖细菌培养结果了。因为已经吃了两周的消炎药，能培养出细菌的可能性不大，除非产生耐药菌了，抗菌药无效时可能再培养出来。"

我说："大夫，我今后是不是发现有炎症要吃消炎药之前，都先做细菌培养，然后等出药敏结果后，再决定吃什么消炎药呢？"

大夫点点头："最好是这样。"

我说："细菌培养需要四天。如果病情发展比较快，等不及呢？"

医生说："管路感染反反复复，有些是管路的定植菌，灭不掉，非常容易耐药。最好是药敏结果出来以后针对性地用药。如果吃得不对，耐药了再治起来会非常麻烦。"

医生的这番话，一方面打消了我在第一次就诊时的许多顾虑：医生要求做各种化验不是可有可无的，而是为了得到药敏结果，有针对性地使用抗菌药，目的是尽量减少耐药菌的出现。抗感染科在抗感染用药上还是很专业的，不像我们自己想象的，感染了吃点消炎药就行了。另一方面我又多了一些隐忧：父亲可千万别出现耐药菌啊！到那时可就没药能治了啊！

父亲的感染表现并不是每次都一样，让我防不胜防。有一次支架管并没堵，而是造口处有脓液流出来。我不敢怠慢，赶紧去抗感染门诊。

我问大夫："造口这儿出现的脓液是皮肤感染，还是里边感染？"

大夫说："造口流出来的脓液是从里面出来的。"

我听了非常害怕，心脏突突突地跳了起来，声音也控制不住地有点发抖："脓都流到外面来了，那肾脏里面会成什么样了？"

当时我就急着让大夫给开消炎药，大夫说："还是需要做一个培养，这次不是接尿了，直接做脓液的细菌培养。”

我说：“培养还需要四天，不会发展得严重了吧？用不用先吃点药？比如磷霉素？”

大夫说：“急也没用。如果用了不敏感的药，吃了也白吃。还会给后续治疗带来更大的麻烦。”

我虽然心急火燎，但前几天看的书让我知道医生说的在理。我克制住自己想马上给父亲用药的焦急，选择了听从医生的话，拿着化验单离开诊室。

我到检验科的体液标本收集窗口，领了一个培养管。那是一个长长的塑料管，底部有培养基，试管里有一根长长的棉棒，插在培养基里。回到家里取标本时，我生怕取的标本不够，就在脓液上反复涂抹，眼看着把沾着浓稠的分泌物的棉棒插到培养基里才放心。

等待了漫长的四天，迫不及待地去取结果，希望父亲能按药敏结果赶紧吃上药。可结果仍然是“三种以上细菌生长，建议复查”。

我手里拿着化验单，脑子里一片空白：这是怎么回事？怎么还三种以上细菌生长，是不是又污染了？可培养的不就是脓液里的细菌吗？

还是大夫有经验：“你怎么取的样呢？”

我回答说：“我把管子拿回家哪儿都没碰，就在造口上擦了擦，插回去，送检。”

大夫说：“那是你取样的问题。你要先用干净的、蘸了生理盐水的棉签，把伤口表面的脓液擦掉，反复多擦几次，然后再用棉棒在造口处擦拭取样。脓液里有很多坏死的细胞，如果你取的都是坏死的细胞组成的脓液，就显示被污染了。”

我一脸的不解：“那不是把细菌都擦完了吗？那还能培养出致病菌来吗？”

“没有脓液也能培养出来。要是你一擦就能把细菌都擦没了，那还吃消炎药干吗呀？”

听了这话，我自己不禁也笑出了声。原来我只担心送的标本数量不够。看来不科学的取样方式也不利于细菌培养啊！

再次取样、送检，为了保险起见，我除了送造口处的脓液培养外，还用小瓶接了尿液一并培养，心想，怎么也应该有一种方式能成功吧？

又过了四天，当我从自助机上取出结果时，迫不及待地翻过来看，哇！成功了！两种方式都培养出了同一种致病菌：铜绿假单胞菌，药敏结果是对磷霉素不敏感。我既庆幸又发愁：庆幸的是当时没草率地给父亲吃磷霉素，发愁的是抗泌尿系感染的药物就那么几种，将来都不敏感了可怎么办啊！

回到家，给父亲吃了医生开的消炎药。看着父亲安心坦然的样子，我暗下决心，一定提前做好细菌培养这门功课，让父亲远离耐药菌。

小贴士：

1. 保存化验单：随着化验次数的不断增多，化验单也越来越多。妥善保管化验单对分析病情变化、顺畅就诊非常重要。可以按时间顺序重叠贴在一张 A4 纸上，近期在上，上下张错开 1 厘米即可。可在醒目的位置标注时间或其他重要信息。这对辗转多家医院就医尤为方便。

2. 提前开好化验单：可以在此次就诊时开出下次可能需要的化验单，利于及时送检，拿到结果后再就诊，减少中间环节。

4

机不可失

有一天我下班回家，照例一边和父亲打招呼，一边习惯性地瞟了一眼父亲的尿袋，发现父亲的尿液有点浑浊，不那么清亮。

我虽然身在厨房，有条不紊地安排着各个环节，手中也习惯性地不停顿地进行着各种操作，但脑海里总被父亲尿的问题占据着。

经历过两次取样污染的失败，我越发会担心因为送样不及时而耽误出结果。现在父亲的尿又开始浑浊了，为了不耽误用药，给取样失败再次送检留出时间，当饭做好的时候，明天一早马上送检的决定也清晰起来。

四天后我去取结果。报告单显示“未见细菌生长”。我手里拿着报告单，紧锁的眉头一下子就舒展开来，走出医院大门时，嘴上还不由自主地哼起了小曲。谢天谢地，父亲还很健康啊！虽然是白培养了一次，但是总比有细菌生长却拿不到结果强啊！

可是捷足未必就能先登。我没有考虑到的是，我拿到结果时已经是四天以后了，四天前尿里没培养出细菌，并不代表四天后尿里仍没有细菌。

当初尿培养不出细菌来是因为细菌数量还没达到培养要求，但细菌的增殖是很快的。

我被这次的培养结果误导了，这期间父亲的病情在发展，等隔几天后我发现尿里有了絮状物，而且絮状物还在不断增多时，再次送检就来不及了，父亲的感染进入了快速进展期，没等到出结果，第三天父亲就发烧了。这真是起个大早、赶个晚集。

我心急如焚地赶到检验科，想问问能否提前出报告，是否非要等到第四天。

一问才知道，细菌培养的流程是先进行接种、培养，按照细菌的生长规律，24 ~ 48 小时如果没有细菌生长，很快就会出“未见细菌生长”的报告，这个时候第三天就可以取到结果。如果有细菌生长，再进行下一步：不同条件下的分离培养，进行药敏实验，这个时间是不能人为提前的。

检验科的人员看我着急的样子，还帮我查询了一下进度，目前正处在分离培养阶段，只有培养好了才能拿去做药敏试验。细菌生长必须要经过一定的时间，急不得。

可是我送检的时间总是因为各种原因不是早就是晚，到底什么时间送检最合适呢？

理想情况当然是在刚刚能检出致病菌的时候就送检。但自己在家怎么判断呢？怎么把握这么短的送检窗口期呢？

我天天盯着父亲的尿液观察。他刚吃完消炎药时，尿是最“好看”的时候，浅黄透亮，就像沏的第一遍茶水。尿液浅黄是因为尿液里含有一种黄的尿色素的缘故。他喝水多的时候，尿液有时也像白开水一样，是无色的；喝水少、出汗多的时候，则像一种啤酒的淡黄色。这种时候我就比较放心，也很开心，这意味着父亲的泌尿系统正常。

如果父亲小便的颜色很深，喝水后也不变浅，甚至颜色像浓茶水一样，我就开始进入密切观察阶段。我先回忆最近的饮食，看看吃没吃胡萝卜、维生素等能引起尿液变黄的东西，如果没有，排除食物因素，就要高度警惕是否有感染的苗头。

我每天给父亲倒尿时，不仅观察颜色和量，还要看有没有泡沫。因尿液与便池的冲击产生少量泡沫是正常的现象，泡沫量不大而且会很快消失。但当尿中白细胞增多、破碎时，会在倒尿时出现大量泡沫。当突然出现这种现象又可以排除蛋白尿时，这也提示泌尿系发生了感染，应该送检了。

一天早上，我一进父亲的卧室，就闻到一股怪味。以往因为知道父亲是个干净利落的人，所以我在父亲的尿盆上特意盖个专门制作的纸壳，就是为了防止屋子里有异味。父亲自己也把造口袋安排得妥妥帖帖，再加上勤通风、勤换洗，父亲的屋里一直干净整洁无异味。今天这是怎么了？漏尿了？

在确认并没有漏尿后，我端起尿盆准备仔细观察观察。当尿盆离我的鼻子还有一尺多远时，那股异味扑面而来。坏了，我看书知道，正常的新鲜尿液具有微弱的特殊酯味，几乎可以忽略。食物、某些药物、疾病等因素均可使尿液中出现相应的特殊气味，即尿液异味。可父亲的饮食一贯清淡，近期也没什么变化，也没吃什么药物，尿液异味的产生原因就剩疾病因素了。

我想仔细分辨这种异味到底是什么味道，闻来闻去，有点氨臭味，还有点腐臭味，说不清楚，反正感觉和平时气味不一样，我判断可能发生了我最担心的事——感染，应该送检了。

说送就送。我拿出上次看病时就开出来的化验单和无菌小瓶，给父亲接尿。这次送检非常及时，验出了致病菌，也拿到了药敏结果，及时吃药，没造成堵管、发烧等后果。

我在跟医生交流时，说了我判断送检的过程，也说了我的担心：万一时机没拿捏准可怎么办呢？

医生告诉我："你要学会利用尿常规的检查结果。在你怀疑感染时进行 1 ~ 2 次尿常规化验，如果白细胞数值远远高于正常值且持续升高，同时镜下白细胞数量也大于正常范围，白细胞形态胀大或破碎，提示感染，此时就应该送检做细菌培养。"

"那我要是等到尿液浑浊，有点像淘米水，还有少量絮状物时再送检是不是就有点晚了？"我与医生交流着。

"应立即送检。但如果已经化脓，检出三种以上细菌的概率大大增加，从而容易造成药敏试验失败。"

"那这难度可太大了，要是一不留神或拿不准送早了或送晚了可怎么办啊？"

"可以采取从怀疑感染起连续 3 天送检做尿培养的方法。这样做的好处是能连续得到结果，阳性率大大提高。但这也是万不得已的办法，因为尿的细菌培养加药敏试验费用不低，连送 3 天需要好几百元。而泌尿系感染又容易反复，长此以往也是一笔很大的开销。"

我得到大夫的指点，又经过 3 个月的摸索，这期间送检有成功也有失败。但三个月后，靠综合观察尿液，我基本就能把握好送检时机了。每次去抗感染科就诊时，都能给大夫拿出尿培养的结果。

在诊室里，当我一边叙述父亲的情况，一边递上药敏结果时，大夫说："你现在可以呀，眼睛快赶上机器了，能看个八九不离十了！"

我认为，把握好送检时机，不仅利于大夫诊治，更主要的是能有的放矢、精准用药。

小贴士：

耐药菌分类：

多重耐药菌：指细菌对常用抗菌药物主要分类的3类（如氨基糖苷类、红霉素、β－内酰胺类）或3类以上耐药。

广泛耐药菌：指细菌对常用抗菌药物几乎全部耐药，革兰氏阴性杆菌仅对多黏菌素和替加环素敏感，革兰氏阳性球菌仅对糖肽类和利奈唑胺敏感。

泛耐药菌：指对所有分类的常用抗菌药物全部耐药，革兰氏阴性杆菌对包括黏菌素和替加环素在内的全部抗菌药物耐药，革兰氏阳性球菌对包括糖肽类和利奈唑胺在内的全部抗菌药物耐药。

5

难缠的铜绿假单胞菌

冬去春来。父亲第三次换完支架管后，北京也迎来了草长莺飞的3月。

温暖的春风吹绿了护城河边的堤岸，吹皱了静静流淌的河水。新生的绿草，调皮地探头探脑，像是正和小野花诉说着绵绵情话。

贵如油的春雨，也终于在人们的企盼中扭扭捏捏地露了头，它们滴在柳树上，柳树抽出了嫩绿的新芽；滴在花苞上，花苞绽放出美丽的花瓣；滴在泥土上，泥土散发出特有的气息。

春天的阳光也格外明媚，就像母亲的手温柔地抚摸着她的孩子，轻轻地、轻轻地，把所有的生物都叫醒了。

父亲在家猫了整整一个冬天，现在也终于被春姑娘鼓动着，可以出门到公园散步了。无论是父亲自己推着轮椅在公园里一步一步地走着的身影，还是坐在轮椅上晒太阳时明亮的脸庞，我都觉得是这个世界上最美的图画。要是日子能一直这样下去该多好啊！

可惜好景不长，不到半个月，我发现父亲的尿又浑浊了。于是果断送检，结果是铜绿假单胞菌，对利复星敏感。

我挺高兴地去找大夫。医生看了结果，皱了皱眉头。这个小动作虽然转瞬即逝，但是也没有逃过天天观察父亲状态的我的眼睛。我顾不上措辞，脱口而出："大夫，您皱眉是不是因为这个菌很难治啊？"

大夫笑了笑："你观察得还挺仔细。跟你说实话，这个铜绿假单胞菌非常讨厌，不容易灭。"

"那怎么办呢？"

"你父亲的尿培养结果现在看来还可以，现在对抗菌药还敏感。"

我说："那要是老反复发作的话，是不是就该不敏感了？就该没药用了？"

医生说："长期大量地应用抗菌药物，细菌是非常容易产生耐药性的，而且铜绿假单胞菌耐药机制比较复杂，耐药性很强。你只能先治着看。但是一定要做细菌培养，有针对性地用药。至少在这一次要把它灭干净了，下一次再说下一次的。"

果然，这次用药两周以后停药，不到半个月，父亲的尿就又开始变得浑浊起来。吸取以往经验教训，在第 10 天的时候我就开始送检做细菌培养。不出所料，这次培养结果还是铜绿假单胞菌。

时隔一个月，我又一次来到抗感染大夫的面前。

"大夫，又是铜绿假单胞菌，怎么办呢？消炎药刚停了半个月，看来离不了消炎药啊，会不会越吃越厉害呀？"

大夫说："这个菌就是这样，属于管路的定植菌。因为你父亲有支架管，与外界相通，容易感染，就像下水道里容易滋生细菌，冲不走的，谁也没办法。"

我恍然大悟。原来只知道"管路感染"这个词，没有具体的感性认识。现在我才体会到为什么把管路感染单列一类，由于无法消除致病原因，它属于复杂的、难治性的感染。

我问："那就真的一点办法都没有了吗？"

大夫说："目前为止没有什么好办法，实在不行就是勤换支架管。可是每次换管也都会造成一些小的创伤。而且支架管的造价也不便宜，也不可能换得太频繁。"

……

大夫看着我失望的样子，安慰说："你也别太悲观，你父亲现在这种情况还属于很轻的，用药就可以控制。铜绿假单胞菌虽然讨厌，但是它在细菌里头毒性算是低的，也就是说它造成的伤害也还是可控的。你就每次都做药敏，有针对性地用药，避免过早耐药。"

我对铜绿假单胞菌充满了厌恶，但是再厌恶也要掌握它，然后才能对付它。

铜绿假单胞菌原来叫绿脓杆菌，在自然界分布广泛，为土壤中存在的最常见的细菌之一。各种水、空气、正常人的皮肤、呼吸道和肠道等都有它的存在。它存在的重要条件是潮湿的环境。

再专业一点，铜绿假单胞菌的耐药机制异常复杂，它可以形成生物膜，也可以改变细胞膜的通透性，阻止青霉素类药物的进入；还有主动泵出系统，这个主动泵出系统在多重耐药机制中起着主导作用。

我越了解铜绿假单胞菌的特性，就越想把它去除。既然管路感染不可避免，那就先保证尽量别出现耐药的铜绿假单胞菌，要是能换成不容易耐药的其他细菌更好。

在帮助父亲抗感染的漫漫征途中，我逐步掌握了一些规律。每个月中半个月吃消炎药，在停药 10 天左右我就开始做尿的细菌培养。等培养结果出来，基本上絮状物也就多到快要堵管的程度了，然后就上医院，在大夫指导下开始吃消炎药。也就是说我父亲每个月要吃半个月消炎药，然后停半个月，就这样维持了半年多。

看着父亲的气色越来越好，体力明显增强，体重也在慢慢增加，我觉得能这样维持着也挺好。

树欲静而风不止。半年后父亲的药敏结果就越来越不理想了。原来是细菌的敏感程度还比较高，慢慢地就变成了中介状态（药敏结果介于敏感和耐药中间）。大夫就开始联合用药。用一种对铜绿假单胞菌有杀灭作用的药，再用一种能穿透它的细胞膜的药。两药合用效果还不错。

有一次，尿培养的结果不再是铜绿假单胞菌了，而变成了豚鼠气单胞菌。当时我特别高兴，因为大夫说过，细菌培养结果理想的状态就是这次是这个菌，下次是另一个菌，这样就不容易耐药了。可是大夫看过化验单后，并没有显出高兴的样子，只说了一句：“还是单胞菌。”

我说：“大夫，这次换了个菌，是不是说明把铜绿假单胞菌给置换了？”

大夫说：“这两个菌是一类的，都是单胞菌，没有什么意义。”

我稍微放松点的心情又荡然无存了。

我对铜绿假单胞菌的厌恶已经到了无以复加的程度，一心想着怎么能把这个可恶的细菌除掉。可是当时我不知道，人体不是无菌的，它是各种细菌共生和并存的。只是在内部环境改变的情况下，某一种菌占优势，而其他菌占劣势。如果灭掉了占优势的那一种，原来占劣势的细菌就会乘虚而入。也就是当铜绿假单胞菌被灭绝，可能还会有比它更难治的微生物占上风。

一个更大的、看不见的危险正悄悄地向父亲袭来。

小贴士：

铜绿假单胞菌：是一种常见的条件致病菌，属于非发酵革兰阴性杆菌。菌体细长且长短不一，有时呈球杆状或线状，成对或短链状排列。菌体的一端有单鞭毛，在暗视野显微镜或相差显微镜下观察可见细菌运动活泼。铜绿假单胞菌引起的很多感染发生在衰弱或免疫受损的住院病人，它是重症监护室感染的第二位最常见的病原菌，是呼吸机相关性肺炎的常见原因。

6

可怕的真菌感染出现了

我被父亲频繁吃抗菌药时的无奈与停药期间担心再度感染的不安搅得心神不宁。真是怕什么来什么，这不，4 月 21 日晚上左侧支架管又彻底堵死了。

这一次堵管让我毫无思想准备。

为配合消灭单胞菌，我于 2019 年 4 月 9 日，在父亲吃消炎药第 10 天的时候，陪他去医院更换支架管，然后继续吃消炎药 3 天，至 12 日停药。我认为这次灭菌应该能灭得比较彻底了。但与以往的经验不同，这次即使吃着消炎药，尿液里始终有少量的白色絮状物。

我又开始了处理堵管“三部曲”：捏、拽、抽。

可是我捏了半天没见动静，上下移动支架管还是无效，用注射器抽也抽不出来，往里打了些生理盐水，抽出来一部分就又抽不动了。

半个小时后，我的心情开始急躁起来，使劲一抽，阻力非常大，以至于我稍一松手，注射器栓就被吸回去了。我一赌气，拿下注射器，扔在了一边。

我颓丧地坐在床边，脑袋低垂着，感觉脖子已无力支撑起我的头颅。两只手因为可能还要对支架管进行操作而不敢随便乱放，只好手心朝上地举着。即使这样，我的目光仍然停留在支架管末端，一边观察，一边暗自思忖着下一步该怎么办。

过了不到一分钟，左侧管子里竟然滴答滴答地流出了液体，但不是尿液而是血水！开始我还比较镇静，认为和平时一样，抽出来一点血，不抽也就不流了。但这次血水一直在流，而且颜色很深。我没敢告诉父亲实际情况，故作轻松地告诉他："通了，放心睡觉吧！"偷偷拍了个尿液颜色的照片，准备明天去造口门诊。

我心里因为父亲的出血而紧张，晚上十点半起来观察，尿袋里的尿还是鲜红鲜红的，尿量不少，这说明出血没止但管路通畅。

夜里一点半起来再看，尿盆里是红的，但是尿袋的引流管里已经变成深黄色的了，我的心总算放下来一些。这说明出血减少了，我在紧张的心情中昏昏睡去。

第二天一大早，我起床后赶紧先看看父亲支架管的情况。在造口底盘的圈里有一些褐色的血迹，盆里依旧是暗红的一片，尿量也不如原来多。打开造口袋一看，还好，两侧虽然流得不快，但是滴速还是比较匹配的，左一滴右一滴，基本通畅。

幸亏 4 天前做了尿培养，今天可以取结果、看医生。

我赶到医院，在自助机上扫码显示报告还在检验中。没出结果！那怎么找医生看呢？时间不等人呢！我赶紧一路小跑到细菌培养室，跟检验医生说明情况。医生态度非常和蔼，吩咐他的助手给找一找没出报告的原因，让我等一下。

助手找出了父亲的培养皿，医生一看就说："刚才还在讨论这个检品，细菌是没有培养出来，但是发现有很少量的白色念珠菌，需要继续培养。

药敏结果明天才能出来。你既然挂了号，可以先跟大夫说明情况，你记住培养结果是没有细菌生长，只有少量的白色念珠菌。”

为了充分利用时间，我在抗感染科的候诊期间又跑了趟造口门诊。把血尿的照片给造口师看，问她血出得是不是太多了，还会有其他问题吗？

造口师说：“你别太紧张了，有的时候如果你上下移动支架管碰到肾窦，那里面血管比较丰富，有可能出血量就会大一点。”

她接着说：“你不用紧张，你父亲这个尿颜色虽然深，但是很稀，不是那种黏稠的纯血。1 毫升的血融在尿里看着就血乎淋拉的，从你拍的照片上看你父亲出血情况不算严重。”

谢天谢地！此时此刻，我的眼眶竟然有些潮湿了。看着眼前这位美丽温和的造口师，美国医生爱德华·特鲁多的那句名言浮现在我的脑海：“作为医生，偶尔会治愈，常常是帮助，总是在安慰。”说得太好了！医生不能保证治愈每一位患者，但每一位患者、每一位患者家属都需要安慰。她也许不知道，她的这句话会令我如此感动。

回到抗感染门诊，我把尿培养的情况说了一遍。医生沉吟着，许久没吭声，同时在电脑上调阅着父亲以往的化验结果。我能看出来，她的脑子里在快速地思考。

医生终于说话了：“白色念珠菌属于真菌，现在没有药敏结果。我也只能先给你用氟康唑试一试。”

“检验科的大夫说因为检出的菌珠量少，也有可能是污染。”

“应该不是污染。因为你父亲的治疗很规范，他历次药敏结果，培养出来的细菌也一直都是敏感菌，吃了消炎药应该都灭了。现在的情况是吃着抗菌药絮状物还越来越多，说明还是有菌，应该就是白色念珠菌造成的感染。”

我说：“这次换管前后吃着消炎药絮状物也没完全消失，是不是就是因为细菌换成真菌了？”

“有这种可能。”

“那我父亲前一阵吃的抗菌药是不是白吃了？”

“如果是真菌感染，你以前吃的抗细菌的药就无效了。”

“怎么又感染真菌了呢？”

“长期用抗菌药、抵抗力差、免疫功能差的患者都容易被真菌感染。”

“真菌难治吗？”

“真菌繁殖较慢，治疗疗程长。”

“会不会是细菌、真菌同时存在？只吃氟康唑能都灭了吗？”

“一般情况下真菌和细菌不在同一个环境下生长，也不排除二者同时存在。如果既有细菌又有真菌，那治疗起来就比较麻烦了。”

“氟康唑吃多长时间？”

“你父亲的肝功能怎么样？”

“他肝功能和肾功能都正常。”

“那就可以用。先吃 3 天试试，看看有没有效果，如果有效就说明是这个菌，如果没效就停药。”

“那 3 天以后呢？”

“有效就接着吃，一般疗程是 3 个月。”

“不治会怎么样？也会和细菌感染一样发烧、堵管？”

“真菌主要是会破坏肾脏的结构，对人体危害较大。”

“那就一直吃下去，连着吃 3 个月？”

“这药伤肝，要定期复查肝功。如果肝功指标高得太多，就不能继续吃，得停药，把肝吃坏了命就没了。真菌讨厌就讨厌在这儿。”

完了，真菌还不如铜绿假单胞菌呢！真是刚出虎穴又进狼窝！好不容易和铜绿假单胞菌说再见，又迎来了更讨厌的真菌，关键是我对真菌还是一无所知。

晚上，我疲惫而颓丧地坐在书桌前，眼前摊开的书被翻到真菌这一章。可我的脑海里乱糟糟的，想着各种互不相干的事情，根本静不下来。也不知过了多久，手机微信的提示音响了一声，我索性拿起手机，准备放松一下，换换脑子。

朋友圈里一条毛主席诗词大全的微信吸引了我。我浏览着一首又一首毛主席诗词，被毛主席的雄才伟略征服的同时，也被他的坚定的革命意志和乐观主义精神所感染。

“忆秦娥・娄山关”，我默默地吟诵着：

西风烈，
长空雁叫霜晨月。
霜晨月，
马蹄声碎，
喇叭声咽。

雄关漫道真如铁，
而今迈步从头越。
从头越，
苍山如海，
残阳如血。

我的视线慢慢地从手机转回到书上，面对满眼枯燥的术语，面对抗感染的漫漫征途，我又准备开始攀登真菌这座“雄关”！

小贴士：

真菌感染：

对人类有致病性的真菌有300多个种类。根据侵犯人体部位的不同，临床上将致病真菌分为浅部真菌和深部真菌。浅部真菌（癣菌）仅侵犯皮肤、毛发和指（趾）甲，而深部真菌能侵犯人体皮肤、黏膜、深部组织和内脏，甚至引起全身播散性感染。

抗生素绝大多数是杀灭细菌的，也有一部分是抗真菌的，如灰黄霉素、两性霉素B、制霉菌素等。当然也有细菌、真菌都杀的，比如多黏菌素。

许多药物可以杀死细菌而对人体基本无害；但由于真菌和人体细胞都是真核细胞，有较大的相似性，针对真菌的药物很多对人体有很强的毒副作用。

7

换个思路抗感染

蓝天白云，青草鲜花。我和父亲漫步在一望无垠的大草原上，我把手拢在嘴边，大声地呼喊："我爸的病好啦！我再也不用担心堵管啦！"话音未落，不知从何处传来一阵刺耳的铃声。

我一惊，睁开双眼，眼前是昏暗的光线和熟悉的家。原来是一场美梦。

我坐在床上，回味着刚才的梦境，那要是真的该多好啊！

我被父亲的支架管频繁堵塞弄得有点神经质了，对父亲尿液的观察已经到了一种近于强迫症的状态，只要一看到尿液浑浊，就赶紧送尿培养。如果培养结果是"未见细菌生长"，还要马上再送样，生怕因为送样不及时而耽误用药。只要一取回药敏结果，必须在第一时间给父亲用上敏感的抗菌药物，生怕晚一点会耽误病情。

刚开始这样做效果还不错，我和父亲过了一段比较平稳的生活。我暗自庆幸我的预防为主的思路取得了成效。但是随着用药越来越频繁，用药间隔越来越短，用药效果也越来越差。

我去抗感染门诊给父亲开药时，和抗感染科的大夫诉说了我的苦恼。

大夫说："对造口病人来讲，菌尿是不可避免的。你别指望尿里没有菌。只要没有症状、不发烧，可以先观察。不要一见细菌培养结果就用药。"

"那尿里的细菌不就因为肾脏发炎才产生的吗？菌尿不就意味着肾脏已经发炎了吗？"

"人体正常情况下的尿液应该是无菌的，如果发生菌尿，多半是因为肾脏或膀胱发炎了。但造口病人的泌尿系统对外界是开放的，不可能保持无菌状态。尿里有菌并不代表肾脏已经被感染。如果抵抗力强，肾脏可能并不发生炎症。"

"大夫，我就是怕尿里的细菌会上行感染到肾脏，才要赶紧消灭它。"

"如果你希望尿中没有细菌，那太理想化了。查出菌尿不要紧，只要不造成堵管，不引起肾积水就不用吃消炎药。你别忘了消炎药吃得太频繁容易引起细菌耐药啊！"

看来我依赖消炎药进行抗感染预防，有一点过度治疗了。

那应该怎么积极预防呢？大夫说过，最关键的还是要增强父亲的抵抗力。有什么办法能增强抵抗力呢。我反复恳求抗感染门诊专家能给我一个建议。

"大夫，输白蛋白管用吗？"

"那是抢救时用的，现在用意义不大，也太浪费了。"

"那您帮我想想，还有什么办法？"

大夫沉吟了片刻，说："你可以试试胸腺五肽。每次打一支，一周打一次。看看能否增加一些抵抗力。"

我如获至宝。给父亲取了药，又回单位跟护士学习了肌肉和皮下注射的方法，回家以后给父亲用上了。

一周一支的胸腺五肽要一段时间后才起效，在这期间，我又去造口门诊专门咨询如何在护理造口上更科学。

“大夫，我这次来就想问问，我父亲反复泌尿系感染，是不是我护理造口时消毒工作不到位啊？”

“按说更换造口袋并不要求无菌操作，只要把手洗干净了就行。你都是怎么消毒的？”

这下子我可打开了话匣子：

“我每天都给支架管用碘伏消毒。给父亲造口的皮肤涂多黏菌素 B 软膏消炎。而且我为了保持造口皮肤的健康，在更换造口袋的时候，除了晾皮肤以外，还用烤灯理疗。”

美丽的造口师笑了，意味深长地说了一句话：“你对你父亲的护理是我见过的病人家属里最上心的一个。但是说一句不好听的，有的时候太勤快了也不见得就好，适度，一定要适度！”

听着她的话，我脸上自信的笑容慢慢僵住了，眼睛里充满了疑问。

看着我疑惑的目光，她接着说：“人体的腹腔原本是一个密闭的环境，而造口以后，就和外界相通了，打破了原有的平衡。不要频繁地打开造口袋，不要让造口与外界接触过多，尽量维持密闭的环境。”

我顿时一惊，猛然领悟了什么。

“哎呀，那我每天都打开看，经常给支架管消毒。这样做是不是也违背了这个规律呀？”

造口师说：“咱们都不是生活在真空中，也不是在无菌环境下，空气中的细菌也多着呢，你把造口袋打开，虽然用碘伏消了一下毒，但是碘伏很快就会被尿液冲走，那个消毒作用只是一过性的，而你暴露在空气中受到细菌污染的危险，足以抵消你碘伏消毒的那点作用，得不偿失。”

“那我也不用问了，每次换造口袋的时候给他晾一个小时，再用烤灯烤，就目前我父亲的抵抗力而言，就更有害而无益了呗！”

我曾经天真地以为用红外线烤灯进行物理治疗的时候，皮肤所接受的热量也会有助于消灭细菌呢。

造口师好像明白我的心思，说："造口底盘的胶是很柔和的，不刺激皮肤，更换造口袋时能晾一晾当然好，但你现在的主要问题不是皮肤有问题，而是老人抵抗力差，为避免感染，就先别晾了。而且很多皮肤问题都是由于尿液浸泡而造成的，如果你的管路一直是通畅的，不用晾，也不用烤，勤更换，一般不会有问题。"

看来专业不专业、懂与不懂，差距真是太大了。"保持密闭环境"，这么简单的道理，人家不讲我怎么就想不到呢？幸亏和专业人士经常交流，我才能及时修正自己的某些错误观念与做法，才能逐渐由外行变成内行。

"大夫，我再多问一句，我每天都用清水冲洗尿袋，避免尿袋里面因存储尿液而繁殖细菌。光用清水行吗？是不是需要用消毒液来冲洗呢？"

"你用什么洗也洗不到无菌状态。你不如改变一下思路：你现在用的是十三四块钱一个的引流袋，一般用一两个礼拜，折合一天一块多钱，有些人可能会用到三个礼拜甚至更长时间。其实你可以在网上买一次性的引流袋，那个挺便宜的，即使你三天一换，折合起来价格也差不多。花一样的钱，能更好地避免污染，你还不用清洗了。"

"你要不说，我压根儿就不知道还有一次性的引流袋，我赶紧下单买一包试试。"我和造口师之间像朋友一样地交流着。

从此，每次更换造口袋时，我都要同时丢弃一个引流袋。看着还很干净的引流袋被扔进垃圾桶，我开始心中非常不舍，家里的保姆也说："我再洗洗，还能用。"但是，我谨遵专业人士的指导，坚决地三四天一换，我算了一下，在网上买容量 2000ml 的一次性引流袋，即使三天一换，每天也不到一块钱，如果买容量 1500ml 的就更便宜了，何乐而不为呢？

不知道是改变了更换造口袋的方式，还是胸腺五肽起了作用，渐渐地，父亲泌尿系感染的频率真的慢慢降低了。

我默默地记着上一次停用消炎药的日子，然后数着打胸腺五肽的次数，一次、两次……八次、九次……十五次、十六次……

眼看着上一次开的细菌培养的化验单就要过期了，我不仅没有沮丧，反而好像占了多大便宜似的，从心底里产生了一丝窃喜。

免疫力是最好的消炎药，此话不假。

小贴士：

精确鉴别无症状菌尿和尿路感染非常重要。如果以下四个症状中至少有三个症状出现，可以判别为需要治疗的症状性菌尿。

1. 发热，体温高于 38℃。

2. 新出现或加重的尿频、尿急、排尿灼热感。

3. 腰部和耻骨上新出现的疼痛和压痛。

4. 尿液性状的改变和（或）精神及功能状态的恶化。

8

在崩溃中成长

这几天诸事不顺。单位里工作千头万绪理不清不说，家里的冰箱也跟着凑热闹，唱起了“空城计”。今天下班再晚也得采购了。

我怀着烦闷的心情，一路上采购了必须买的东西，到家已晚上6点多。进家门放下东西，就一头钻进厨房。等我觉得光线越来越暗，顺手去开客厅的灯，灯却不亮了。

我的心顿时一沉，心想：今天这是怎么了？怎么倒霉的事情跟约好了似的，排着队找上门来？

“爸，灯不亮了！”我的语气里充满了无奈。

“你开一下别的灯看看是不是停电了？”

我按了按其他房间的电灯开关，灯亮了。

“爸，没停电，是不是灯管坏了？”

“那得把灯管取下来看看，也可能是整流器坏了。”

“啊？把灯管取下来？整流器是什么东西？怎么取啊？”

原来这些事情都不用我操心，可现在这些“小事”都跑出来为难我。没办法，硬着头皮上吧。

我战战兢兢踩上凳子，在父亲的指导下，借着旁边屋子里的灯光，摸索着去卸灯罩、取灯管。由于笨拙，灯罩还没取下来，眼睛却被灯罩上落下的尘土眯住了，脖子仰的时间长了，脑袋一阵阵发晕，双臂长时间举着也坚持不住了……

为了不让父亲着急，我咬着牙坚持着，实在需要休息时就找个话头儿问父亲点问题，趁机调整一下姿势。

好不容易取下来灯管，父亲一看就说：“你看灯管这部分都发黑了，十有八九是坏了，得换一个。”

“哪儿有卖的？”我自以为是采买行家，可还真没注意过哪儿卖灯管。

父亲告诉我卖灯管的地方，离家不近啊！累了一天的我此时已烦躁不堪，看着手里的坏灯管，恨不能把它一把摔在地上，我是真懒得再出门了。可现在父亲重病，我已经不能任性地表达情绪了，今天我如果不能把问题解决，拖到明天又能怎样呢？今晚怎么办呢？

我别无选择，重新换好衣服，再次走出家门。一路上，我的情绪低落，不由自主地回想起了往事。

我是20世纪60年代出生的独生女，那个时候父母工作都忙，我和大家一样，并没有得到更多的照顾。相反，由于没有兄弟姐妹，很早就“当家”了。

北京那时候还是凭票凭证供应，我从小学二年级起，书包里除了书本，还有一本“购货证”。父母每天给我五毛钱，放学第一件事，就是先跑到供销合作社去看一看有没有证上供应的东西到货。如果有，甭管是什么都要排队买回来，否则一旦过期作废，一家人这一个月就没得吃了。那时候落下的毛病，“见队就先排上，然后再打听是卖什么的”，到现在也没改。

当时家里用的是蜂窝煤炉子，因为晚上父母还要开会学习，为了能及时吃上饭，我回家后得先把炉子的风挡打开，再替父母下班以后做饭做一些准备工作。所以我从小就会择菜、洗菜、切菜。每当有人夸我土豆丝儿切得细的时候，我都会自豪地说："那是童子功，练了多少年的！"再往后，帮家里换煤气罐，谁让我家没男孩呢！一般人都看不出我是独生女。周围邻居对我的评价是：虽然是个女孩子，但是不娇气、能干。

自己有了孩子以后，因为爱人的父母家在外地，他本人工作又非常忙，几乎顾不了家，加上我的工作也很紧张，就带着孩子和我父母住在一起。由于家庭关系简单和父母的疼爱，我一直过着虽然辛苦但是非常幸福的生活，没有怎么想过有一天我需要独自面对一切。

我在经历了父亲这场大病最初一两个月的应激状态之后，想着生活慢慢地还可以恢复到从前。虽然在生活上父亲需要越来越多的照顾，但是在精神上他依然是我的主心骨。可是渐渐地，我发现自己已经陷入了生活的泥沼。我不仅被越来越多的家务劳动困住了手脚，压得喘不过气来，而且我的精神和心理也被父亲不断变化的病情一次又一次地打击着。我的精神状态，就像被暮色笼罩的山林，越发地失去活力与色彩。

我买回灯管，在父亲耐心的指导下笨拙地换好，一边不自信地伸手去按墙上的开关，一边小声嘀咕："能亮吗？"

让我没想到的是，当客厅的灯亮的那一刻，我的心也被照亮了，烦恼好像也减轻了许多："爸，您放心吧，把原来你干的事都交给我吧，我长能耐了！"

这件事给我提了个醒：现在我是家里的顶梁柱了。

父亲的手非常巧，原来家里的"小活"都是父亲搞定。修个台灯、换个水龙头都不在话下。父亲的记性也很了得，什么时候交水费，什么时候该买电了，什么时候该交宽带费了，都打理得井井有条。现在这些都需要我来解决了。

我用了两个月的时间，弄清了家里电卡放在哪，都什么时间需要交水费、煤气费、宽带费，物业公司的联系方式，并鼓捣明白了网上缴费的步骤；

我能得心应手地使用家里的工具箱，不再惧怕家里出现状况；

我可以让打不着火的煤气灶重新燃起蓝色的火苗；

我可以让下水缓慢的洗手盆重新变得下水痛快淋漓；

我可以组装买回来的平板家具、可以进行简单的修理；

我甚至还在父亲的指导下挽救了家里出问题的燃气热水器。

……

家务上的压力对我来说还不是最大的问题，精神上的压力让我备感无奈。

原来我很多事情都是依赖于父母，习惯于父母帮我拿主意，但是现在，尤其是涉及父亲病情的事，我无法再指望着父亲帮我做决定。一是医学方面父亲不懂，二是有些时候告诉他太多也于事无补。

比如，父亲堵管时，是上医院还是在家观察？发烧38℃吃不吃退烧药？旁边没有人商量；还要很快地做出决断，这就需要我有一颗强大的心脏。

每次父亲病情反复的时候，也都是我心里承受巨大压力、几近崩溃的时候。但渐渐地，通过一次次对堵管的处理、对感染的预防、对严重腹泻的饮食调理、对疝气的应对、对骨折后的下决心手术，使我在生活的磨砺中不知不觉地从一个多愁善感的女孩子、小女人，变成能坚强地面对一切、从容迎接挑战的战士。

我还被逼着学会了安排时间：从早晨7点到下午6点都是在路上和在单位；而要完成繁重的家务和护理工作，只有靠早晨6点到7点和下午6点以后的时间。这就必须学会巧妙安排，才能完成如此巨大的工作量。

我的一天是这样安排的：

每天早上6点，闹铃声把我叫醒。我在5分钟内完成简单的洗漱和能够出门的穿戴，把头天晚上准备好的早点放在锅里加热，然后服侍父亲起床、穿衣、洗脸刷牙、戴助听器、戴假牙。服侍父亲的过程要慢、时间再紧也不能着急。等把父亲安顿好，早饭也好了。

时间再紧，也要预留出足够的吃早饭时间，因为我发现，我三下五除二吃完饭离开饭桌后，父亲怕耽误我时间也很快就不吃了。为了让他尽量多吃点，我也细嚼慢咽，一直吃到他不吃为止。

然后是扶他上厕所。在他上厕所期间，我刷锅洗碗，把昨晚做好的饭、菜拿出来放锅里摆好，让父亲中午简单操作一下就可以吃。

父亲上完厕所，我把父亲安顿在沙发上，再把他的水杯倒满，酸奶、水果等零食放在手边，报纸、放大镜也准备好。做完这一切，时针刚好指向 7 点，我出门上班。

我骑自行车上下班，在单位全力以赴，力争在下班前处理完当天的工作，以至于经常忘了喝水、忘了上厕所。

下班后，我会在回家的路上进行采购，一般是今天菜市场买菜、明天超市买鸡鸭鱼肉、后天买牛奶酸奶、大后天去稻香村店买点豆制品和点心，至于油盐酱醋、米面蛋等不好拿又不是那么着急的东西凑到周末一起解决。

这样每天规划不同的回家路线顺便就解决了采购问题，避免再次出现冰箱唱“空城计”，而且采购时我都是直奔主题，从不闲逛，节省了不少时间。

到家以后，也是先做晚饭，同时准备第二天的早饭和中午饭的食材。等晚饭吃完，拿出来的鱼啊、肉啊也解冻了，在父亲看《新闻联播》的时候，我开始做第二天的午饭。虽然我中午不在家，但老人吃饭也不能凑合，荤素都得有。

我的急性子和手脚麻利为在短时间内做好饭提供了可能。我做饭时都是两三个锅同时开工，电饭锅焖上米饭或熬粥，一个锅里炖上肉或鱼，一个锅里热上主食，然后再开始择菜，鱼或肉炖好了，菜也择好洗净了，上锅炒菜，手不停、火不灭，充分利用每一分钟。

一般晚上 8 点钟左右可以完成厨房工作。开始协助父亲洗漱，做睡觉前准备。9 点钟父亲上床了，我开始收拾整理房间、洗洗涮涮，还要挤出每周两次换造口袋的时间。正常情况下 10 点钟一切完毕，我得抓紧时间上床睡觉，恢复体力，因为不知明天会有什么意外情况发生。如果父亲的身体出现状况，那就不知几点能上床了，也许是彻夜不眠。

周末也像打仗一样。陪父亲出门溜达、晒太阳；帮父亲洗澡；陪父亲聊天；大采购；父亲爱吃面食，我每周发一次面蒸馒头、包子，改善伙食；还要晒被子、洗床单、洗换洗衣服……

长期的高强度的体力、脑力消耗让本来就瘦弱的我渐渐吃不消了。但我是独生女，没有替身。到现在我也不知道自己是怎么坚持下来的。是近 30 年来每天风雨无阻骑自行车往返近 20 公里上下班的磨炼？是父亲生病前每天晚上 5 公里的健步走？是每周一次的香山登山锻炼？还是坚定的信念与真挚的爱？大概都有吧！

我庆幸自己爱运动，也庆幸自己对网络游戏、追剧不感兴趣，不是一个宅女。从小的生活经历和良好的生活习惯为现在的生活状态做好了准备，应了那句话：“平日多流汗，战时少流血。”

有时晚上上床以后，一时半会儿睡不着，我也会静静地躺在床上，闭着眼睛，但脑海里却浮想联翩。

有时我会回忆起小时候和父亲相处时的点点滴滴，有时会想父亲为什么会得这个病，有时实在没得想了，一些当年背的古诗词就会不由自主地钻出来。

在一个周五的夜晚，父亲一切正常，上床休息了。我因为第二天不用上班，不用为应对第二天的工作压力而着急上床睡觉，所以心情也轻松很多。

我靠在沙发上静静地发呆，眼睛似闭非闭，胳膊和腿也随意地摆放，时间长了，突然有那么一小段时间，脑子里一片空白，可内心的感受却显现出来了，我竟然在毫无高兴的事情发生、毫无征兆的情况下，感受到了发自内心的愉悦与满足，那种美妙无法用语言来形容。

自从父亲生病以后，我的注意力主要集中在父亲的病情这一件事上，心无旁骛的时间多了；看了很多关于医学和生死哲理的书籍，主动思考的时间多了，明白了许多道理；也不再追求身外之物了，心里杂念少了；经历的许多事情激活了我的感恩之心，我经常会被感动得眼眶湿润，不知不觉，内心的体验就逐渐丰富了起来。

我很喜欢宋代学者张载《西铭》里的一句话："富贵福泽，将厚吾之生也；贫贱忧戚，庸玉汝于成也。"意思是富贵福禄的恩泽，是乾坤父母所赐，用以丰厚我的生活；贫贱忧戚，是用来帮助你成就一番事业的。

现在我对这句话的理解比以往任何时候都深刻。谁也不愿意自找苦吃，但当苦难矗立在你面前，你必须勇敢地一头扎进去，因为你无处可躲、别无选择。躲避只能使人更加痛苦。但是当你在苦难的黑洞中苦苦挣扎、举步维艰时，坚持就是你冲出黑暗的唯一途径。虽然这黑暗无边无际，虽然这黑暗令人窒息，虽然这黑暗布满荆棘，刺得你遍体鳞伤，但是不要害怕，只要慢慢学会忍耐、适应、继续前行，终有一天，你会冲破这黑暗，你会发现你已经到达了幸福的彼岸，不用再挣扎、再寻求，你就在幸福里！

父亲的这场大病，把毫无准备的我抛入了支撑父亲与疾病抗争的沼泽，一次次的打击，一次次的挫折，一次次的体力和心理极限，让我越来越体会到"痛苦"是人成长的催化剂，"坚持"让我从一个50多岁的"孩子"终于蜕变成了一个真正成熟的人！

感谢父亲，他用他的病痛送给了我一份成人礼！

小贴士：

“成人”这两个字写起来并不复杂，年满 18 岁也不一定就自然而然地“成人”。只有具备了责任和价值的人，才是真正意义上的“成人”。

9

康复道路上的坚强战士

“爸，吃药了！”

我把药和水杯放到父亲面前。父亲看着眼前的药，一边皱起眉头，一边顺从地伸出手，接过药片。

父亲一手端着水杯，一手拿着药，左看右看，好像在给药片相面似的，迟迟不往嘴里放。

我有点着急：“爸，您赶紧吃了吧，再不吃水都凉了。”可父亲还是不张嘴。

“爸，您再看一会儿，又到吃下顿药的时间了。”

父亲长叹一口气，说道：“不瞒你说，一想起吃药，我就怵头，我嗓子眼儿就发紧。我这一天吃的药比饭还多。饭一天就吃三顿，我这药呀，六顿也打不住吧。你算算我这一天得吃多少种药啊！”

听父亲这么说，我也非常无奈。因为父亲吃的药中，有消炎药、补钙药，还有调整肠道菌群的药、补肾的药，种类有中成药、西药、汤药，有的药需要饭前一小时吃，有的药要和饭一起吃，有的是饭后吃，还有的睡前吃。

为了不让父亲落下一顿药，也为了能让药物发挥最佳疗效，我专门列了一张表格，从早晨六点钟开始，一直到晚上临睡前，什么时间吃什么药，把一张 A4 纸写得满满当当。

6:00　消炎药：磷霉素

7:00　和饭一起吃补钙的药：钙尔奇 D

9:00　消炎药：阿莫西林克拉维酸钾

10:00　调整肠道菌群的药：整肠生

11:00　中药汤药

……

“爸，我也觉得您这药有点多，但是我已经给您做了最大限度的精简了。如补钙的，我只给您留了一种钙尔奇 D，一片药里连钙带维生素 D 都有了，大夫给开的补钙的中成药，我都没敢让您吃。但是抗菌药咱可不能省，还得按药物特点服用。缓释的一天吃一次就行了，可时间依赖性的药就得一天吃三次。”我手里拿着那张服药时间表，给父亲解释着。

父亲在我的劝说下，一咬牙，一闭眼，把药放到嘴里，喝口水，使劲咽了下去。

我随着父亲咽药的动作，也使劲地咽了口唾沫，说：“爸，您真不简单。不瞒您说，这些药让我吃，我也吃不下去。我都不敢想象，将来我老了，要是得吃这么些药可怎么办。我可没有您这么强的承受能力。”

其实不只是吃药，在康复道路上，父亲的表现真的令我无比钦佩。

父亲手术后，医生叮嘱要多喝水，因为只有多喝水，才能产生足够的尿液，才能不断地冲刷支架管，减少细菌感染和定植的概率。

喝水对于正常人来讲，渴了就喝，不渴可以不喝，但父亲这种情况，无论渴与不渴，一天至少要喝下去 2500 毫升的水量，喝水就是治疗的一种方式。

我给父亲准备的是500毫升的大杯子，按3000毫升来算就要六杯。每天喝下这六大杯水有的时候是非常艰难的，甚至是痛苦的。

我算了一下，除去三顿饭，在剩下的时间里要把这六大杯水喝下去，谈何容易！我已经让父亲充分利用夜间的10个小时喝下去两杯水，剩下的四杯，上午喝一杯，中午躺着休息时喝一杯，下午起床喝一杯，晚上睡觉前再喝一杯。但是父亲的消化能力比较弱，肚子里总是满满的，一大杯水经常要分好几次才能喝完，所以给人的感觉是父亲要不停地喝水。

父亲经常说："喝水都喝到嗓子眼儿了。"有的时候，我都能听到父亲胃里的水漾上来又被咽下去的声音。

不停地喝水，这种状态不只是一天、两天，一周、两周，而是父亲每天都必须要面对的，日复一日，年复一年。到了夏天，因为出汗增加，尿液会减少，喝水量还要增加。

有的时候我在造口门诊，会听到、看到这种情况：

造口师对患者说："你这种情况是因为喝水少，一定要多喝水，多喝水。"可是经常听到患者说："喝不下去啊！"

每当这个时候我都会暗暗钦佩父亲，他是在努力地克服自己的生理困难，努力地按照医嘱来配合治疗。就这样每天保证喝水量，还难免泌尿系统感染，如果父亲不能配合坚持多喝水，真不知道会出现什么样的结果。

除了吃药、喝水对父亲是考验以外，"锻炼"对于父亲来说就更不容易了。

父亲开始是扶着助步器练走路，后来是推着轮椅遛弯练体力，慢慢地，随着年龄的增大，各种退行性疾病的增加，后来连自己上厕所、自己洗脸刷牙、自己吃饭也成了锻炼的一部分。

有一段时间，父亲发现自己的手不大灵活了。

吃饭时，父亲手里拿着鸡蛋往嘴里送，鸡蛋会莫名其妙地掉到碗里，把碗里的牛奶溅得到处都是；夹菜时怎么也夹不上来；盛在汤匙里的汤会在从汤碗到嘴边的“一路上”洒得干干净净。父亲为了锻炼自己吃饭、坚守自己进食这个尊严，开始了各种尝试和训练。

先是在我单位医生的诊断和指导下找出了父亲手不听使唤的原因：多处的腱鞘炎导致手腕不能灵活转动、手指活动不力，肌力不够导致拿东西不稳。父亲听从医生的建议，打了封闭，然后开始手指力量的锻炼。

父亲发现快递箱子里减震用的泡泡膜，是个锻炼手指力量的好东西。没事的时候，他就会拿出一张他收集的泡泡膜，一个泡一个泡地捏着，听着泡泡被捏破发出的“啪啪”的声响，父亲会开心地笑起来。要是碰上泡泡膜比较厚，父亲捏不动的时候，他就会跟我说：“这次这个不好，里边的气没充满，我捏着没声响，没意思。”

之后我每次取快递回来，如果发现盒子里有泡泡膜，我都顾不上去看购买的货物，而是先捏捏泡泡膜，看看好不好捏，选择那些泡泡容易被捏破的给父亲留下来。父亲就这样一个泡一个泡地捏着，日复一日，不知道捏瘪了多少张泡泡膜。在封闭针和锻炼的共同作用下，父亲手的功能竟然慢慢地有所恢复。

又到了吃饭的时间，父亲会自己主动戴上一次性围嘴，这是当初他的手不听使唤时，为避免弄脏衣服养成的习惯。父亲正襟危坐在饭桌旁，先拿起筷子，夹起一点儿菜慢慢地送到自己的嘴里，再拿起勺子，舀起一勺汤送到嘴里咂摸咂摸滋味：“嗯，不咸不淡，味道不错。”在喝粥的时候，他会用左手端起碗，凑到自己嘴边，然后用右手拿着勺，一勺一勺地舀着吃。每当父亲把稀饭或者汤准确地送到嘴里，他都会很高兴。

每一顿饭吃完，他都会摘下围嘴看一看。如果围嘴上很干净，他会把围嘴仔细地叠起来，满意地说：“不错，还挺干净的，留着下次再用。”

不知不觉地，父亲拿筷子的手越来越稳了，洒在身上的饭菜也越来越少了。有时候，他会夹住一些比较滑的菜，不直接吃，而是在空中比画比画，好像是在宣告："你们看我夹得多稳当！"

虽然父亲吃饭时有时还会掉饭菜，有时手还不那么灵活，但父亲一直没有放弃锻炼。父亲就是这样在康复的道路上，与疾病、与年龄、与衰退进行着顽强的对抗。

我仿佛看见父亲在布满荆棘的崎岖的道路上，虽然步履蹒跚，却一步一个脚印地向前走着、走着。夕阳照在父亲的身上，拉出长长的影子，而父亲就像战士一般，坚毅而刚强！

小贴士：

扁鹊的"六不治"：

原文：骄恣不论于理，一不治也；轻身重财，二不治也；衣食不能适，三不治也；阴阳并，脏气不定，四不治也；形羸不能服药，五不治也；信巫不信医，六不治也。翻译过来的意思是说，疾病有六种难以治疗的情况：骄傲不讲理的是第一种，舍命不舍财的是第二种，温饱不能保证的是第三种，不知道患者什么情况，不了解病理变化的是第四种，病人不能吃药（输液、手术）的是第五种，得了病不看病，不听医生话，去烧香拜佛，求神请仙的是第六种。

10

雇保姆的经历

“爸，看我带回家什么好东西？”我一边说，一边兴冲冲地把抱在怀里的纸箱往桌子上一放。

“又往回买什么呀？家里东西够多的了。”父亲虽然嘴上一边说家里东西多，一边却好奇地打量着那个长方形的纸箱。

“一个能保温的电热水壶。”

“咱家有暖水瓶，要这个干吗？”

“爸，您先别着急下结论。这个壶的优点是不仅能电加热，还能保温，有好几档，跟自动饮水机似的，轻轻一按就出水。只要设定好温度，随时都能喝上不冷不热的开水。5 升的容量，足够咱们家用。关键是您不会再因为提不了暖水瓶而喝不上水了。”

父亲生病以后，医生叮嘱不能提重物，他倒水、喝水都成了问题，更别说其他了。虽然我头天晚上把第二天的中午饭大部分都准备好了，但仍然需要他自己上厨房热热，时间一长，他就越来越凑合，越来越简化，有时晚上回家一看中午饭还在冰箱里呢，根本没动。

我劝他雇个保姆做家务，父亲坚决不同意。他觉得雇个外人在家太别扭。但长期这样下去怎么行呢？我买这个保温电水壶，也只能解决喝水这一个小问题。

一次我去父亲单位替他交党费，和专门负责离退休老同志工作的人聊了几句，深受启发。

他告诉我："老人一开始都不愿意雇保姆，生活习惯、知识层次差别大，没有自己生活自由，总觉得自己还行。但年岁大了，身体机能下降是不争的事实，雇保姆是必须迈过去的一个坎。告诉你一个经验：先雇个小时工，给老人家一个适应过程，慢慢由两小时到半天，等习惯了，再雇住家的。"

这是一个好主意！我试探着和父亲商量："爸，您看我上班早出晚归，白天根本无法照顾您，原来连口热水都喝不上，现在中午还得自己热饭，老吃剩饭剩菜也不好。咱们找个小时工吧，一天就两个小时，11:00～13:00，不仅能帮您做中午饭，还能搞搞卫生，省得我回家挺累的还得再干活。"

不知是哪个理由打动父亲了，还是他感到确实力不从心了，两个小时让他也能够接受，父亲终于同意雇一个小时工。

有了小时工后，我感到轻松了许多，父亲的生活质量也有了提高，至少他中午不用吃剩饭了，我晚上也不用再做第二天的饭菜了。中午家里有个人，我在单位也不那么担心，我甚至觉得幸福来得真是太容易。

但生活不会永远风平浪静，父亲的一个突如其来的喷嚏，除了引发了他的腰椎压缩性骨折外，还使小时工的工作由两小时增加到四小时。很快，就不得不升级到雇住家保姆了。

我在家政公司雇的保姆挺能干，人很机灵，日常家务，如扫地、擦桌子，厨房灶台、抽油烟机清理保养等都做得很到位，做饭也适合老年人的口味，在家务方面真是没什么可挑的，但在伺候老人方面不是很擅长，也不主动。

即使这样，我也很满意了，因为，原来家务和伺候老父亲都是我一个人，现在有人给分担了一半的劳动量，我感到轻松了不少，所以自然而然就形成了分工：家务活归保姆，伺候老父亲的活归我，再加上我和父母都很尊重她，什么好吃好喝的都不少她的，所以跟保姆相处得也比较融洽。

随着父亲造口感染越来越频繁，随时随地都需要观察尿液、处理造口，完全依靠我的护理已经不够了。可当我想教给保姆一些造口护理的操作时，发现她是比较抵触的，而父亲也不太愿意让保姆给他护理造口。

我猜想可能是因为保姆怕弄不好而担责任，而父亲是因为不好意思的缘故。

春节前夕，保姆要回老家过年，而我由于在医院的工作性质决定，越是节假日越要加班，整个春节，我连白班带夜班要上好几个，爱人也要加班好几天，家里没保姆还真不行。一个机缘巧合，一位医院的护工在征得医院的同意后，走进了我家。

从护工进我家的第一天起，我就发现，如果是以护理病人为主要诉求，请一个护工比请一个家政人员要合适得多。

来我家的护工是北方人，我们管她叫小C。她操着比较浓重的中原口音，个子不高，敦敦实实的，爱笑。可能是在医院里的工作就是护理各种病人，所以她一进门，放下手里的东西就开始询问父亲的身体情况。

我站在父亲床边，一边掀起他的衣服，一边指着造口向她介绍："我父亲是膀胱全切，尿道改流，使用造口袋。每周造口袋需要更换两次。更换造口袋时一定要注意卫生，不能因为操作不当引起感染。等我什么时候换造口袋的时候，你在旁边看一下。"

她一边听一边连连点头，说："行，你换袋的时候教我一下，我应该没问题。"

“还有，我父亲现在还有疝气，需要戴疝气托。一定要在平躺的时候把疝气托戴好，否则人坐起来后小肠掉出来形成鼓包，再戴就晚了。”

父亲看我跟小C介绍完造口袋，又要把他的内裤脱下来，介绍疝气托的用法，有些难为情。跟我说：“那个疝气托就别让小C学了，早晨你给我戴上，等到晚上再取下来就行了。”

这时小C开口了：“大叔，你别不好意思，我在医院里护理各种各样的病人，男的女的都有，有的病人全身光溜溜的，一件衣服都不穿。都是病人，没关系。”

这几句话一下子打消了父亲的顾虑。父亲私下跟我说：“这个小C比前面那几个好，前面那几个根本不怎么碰我，好像我是瘟神一样，我这病也不传染啊！”

听了父亲的话我心里很不是滋味，虽然他从来也不说什么，但他的内心是如此的敏感，以前雇的家政人员其实只是减轻了我的负担，而父亲更需要关爱和照顾啊！

很快，小C就基本掌握了父亲的日常起居规律，在护理方面也经常会用她的方法令我耳目一新。

小C最先熟练掌握的是给父亲戴疝气托。

父亲用的疝气托看上去是一个像裤腰带似的不锈钢圈，钢圈上固定有一个疝头，用于堵住疝孔位置而不让疝气脱出。它有一个卡扣，穿戴起来比较方便。但缺点是如果疝头不能准确地卡在腹股沟疝孔的位置，疝气会无孔不入地从旁边鼓出来。我在上疝气托的时候，也经常掌握不好。

父亲躺在床上，等待“上刑”（父亲把戴疝气托调侃为上刑）。小C把钢圈从臀部顺到父亲髋骨靠下一点的位置，再左右调整一下位置，然后“咔吧”一声用卡扣固定。这个时候父亲皱了一下眉头。

"哎哟，夹着毛了。"

小 C 愣了一下，低头一看，"扑哧"一下笑了起来。我心里产生一丝不悦：把我爸夹疼了，你还笑？但是，后面的事情让我不由得暗暗佩服。

下午下班后，我刚回到家，小 C 问："大姐，咱家的剪子在哪儿放着？"

我问："要剪刀干吗？"

她说："我想把大叔会阴部的毛剪掉，要不然下次上疝气托的时候，卡扣可能还会夹毛。"

我不由得仔细看了看小 C，心想："这个办法我以前怎么没想到？"

小 C 见我看她，好像明白了我的意思，说："医院的病人手术前都要备皮，把碍事的毛都要处理掉。"

哦，原来如此！看来医院的护工在护理病人方面比普通的家政人员确实有优势。

看着小 C 用剪刀一点一点仔细地给父亲处理会阴部的长毛，剪下一撮放在一边，然后梳理好下一撮，再剪，生怕有细碎的阴毛散落到床上。她一边剪一边嘴里还叨念着："大叔，别动啊，再坚持一会儿，我给你剪干净一点，以后就不会再夹毛了。"后来，她只要看到父亲的毛又长长了，就会给父亲修理，夹毛的事再也没有发生。

小 C 在给父亲上了几次"刑"后，还发现让卡扣的位置和父亲腹部刀口瘢痕的位置重合，这样疝头的位置正合适，大大减少了戴歪的概率。

从此父亲早晨起床的这一摊事，我就完全放心地交给了小 C。而且父亲慢慢地也把小 C 当成自己的女儿，也不再那么不好意思了。

自从我知道要尽量保持父亲造口的密闭性这个道理后，我决定改变夜里父亲造口袋流尿的方式，将原来打开集尿袋让尿随时流出，变为把容量 2000 毫升的一次性引流袋开关关上，定期放尿。我算了一下，在夜里两三点的时候放一次尿，就可以保证尿液安全排出。

我怕增加父亲和保姆的思想负担，这个想法没和任何人说，而是决定自己来承担这个工作。但是当我真正尝试着这么做的时候才发现，为了能在夜里两三点钟起来，前半夜根本睡不踏实，心里总在担心睡过头而不敢入睡。

当我在夜里蹑手蹑脚地蹲在父亲床边，用手摸一摸鼓鼓的一次性引流袋，再摸着黑把尿放到尿盆里时，虽然除了一点水声外，几乎没有声响，小C还是发觉了。

第二天早饭时，小C问我："大姐，你夜里起来干吗呢？我听声音像是放尿。"

我说："是啊，医生说了造口要尽量维持密闭环境，我想试试夜里关闭引流袋，看看是否能对减少感染有好处，毕竟一宿小10个小时呢。"

"你不早跟我说，我夜里起来放。你白天还要上班。"

我说："你不是也得起吗？你起不也影响睡觉吗？"

她说："我们在医院时，夜里头看病人、看输液，基本上都不能正常睡觉，现在在家夜里也经常醒，睡觉特别轻。夜里起来对我来讲不是特别困难的事。"

听小C这么说，我心里非常感动，也有一丝心疼，当护工真不容易啊！医院里一个病人几天或十几天康复出院走了，马上又会迎接新入院的病人，而她（他）们日复一日，年复一年，挣的都是辛苦钱啊！

小C是个直性子，这一点和我挺像。她看见我的不足时不会绕弯子，而是直截了当地跟我提出来，我就喜欢有事直说的，别让我老去猜测。

"大姐，你怎么还不换枕巾？都好几个星期了。我今天要洗衣服，给你的枕巾扔盆里了。你再找一个换上吧！"

"是吗？好几周都没换枕巾了？我这一天到晚忙忙叨叨，早忘后脑勺去了。你以后也别问我，该洗就洗，该换就换，你说了算。"

每当这时，我们俩都会像姐妹一样对话。

“大姐，今天吃面条，我可过了面条瘾了。大叔天天喝粥，他不觉得单调啊？面条多好吃啊，我们在老家天天吃面条。”

因为父亲的缘故，我们家几乎顿顿都熬粥。偶尔吃了顿面条，让小 C 大发感慨。

“你天天吃面条不腻？不过吃面条没问题啊。你还会做什么、爱吃什么告诉我，我们也跟你换换口味。”

时间长了，没事的时候我俩就口无遮拦地聊起天来，从她老家的风土人情、她的家人、亲戚，到我的家史，我的姨、婶、叔、舅，更近一步就开始评论电视连续剧里的人物、剧情细节，各自站在自己的立场上发表看法。

我是独生女，平时被家务缠累，也没时间出去和朋友们交往，不知不觉中小 C 就成了我的伴儿。我去商场时会不由自主地采购上她需要的东西，她也会在家中时时处处替我和父亲着想。

她知道我心里总牵挂着父亲，所以经常会拍些父亲的照片或视频发给我，让我放心。每当我在工作岗位收到小 C 的微信，都会发自内心地感激她，进而加倍努力地工作。

父亲病情稳定的时候，小 C 会推着他去附近的小公园晒太阳。那个小公园因为离居民区不远，是老年人的乐园。小公园里不仅有许多散步的、唱歌的、踢毽子的、跳广场舞的老人，还有数量不少的坐轮椅的病号，其中大部分都自己不会动也不能说话。他们每次都会被保姆们推到一个小广场，围坐成一圈后，有的保姆继续陪伴老人，有的保姆就跳舞去了。

每到周末，我会和父亲一起到公园闲坐，我会不由自主地观察那些老人和他们的保姆。我现在通过观察保姆某个细微的小动作，一眼就可以看出哪个保姆勤快，哪个保姆照顾得尽心，哪个保姆在应付差事。

每当我看到公园里那个由轮椅围成的小圈，看着那些坐在轮椅上的老人，我多么希望，这些风烛残年的老人、这些重病缠身的老人、这些生活不能自理的老人，都能得到善待，都能有尊严地活着，都能感受到阳光的温暖啊！

小贴士：

为照顾重病老人选择保姆建议：

1. 即使用人双方事先谈好，也应通过正规渠道，这样对双方都是一个保护。

2. 年龄最好在 45 ~ 55 岁，这个年龄段的保姆，既能体谅老年人，又有体力完成护理工作，自身家庭负担也较轻。

3. 除非必须需要男性保姆（如病人体重过重，经常需要背着上下楼等）的情况，女性保姆比男性有擅长家务、细致、耐心的优势。

4. 护理工作繁杂，涉及面广，病人的吃、喝、拉、撒、睡与正常人有很大差别，接屎接尿、夜里睡不好觉等情况普遍存在，需要护理人员能吃苦耐劳、不怕脏累。在雇保姆时需要提前把病人情况说清楚。

5. 保姆本身应干净整洁，有良好卫生习惯，这样才能使护理的病人有一个干净、整洁的环境，利于病人康复。

6. 通过谈话，考察保姆是否有耐心和爱心。重病老人虽然人老了，重病又导致身体机能严重退化，但情感要求不仅不会退化，可能还会提升。由于保姆这个职业的特殊性，对表达出不愿看护老人意愿的人，不建议通过提高待遇勉强雇佣，对于没有看护老人经验的人，价格再合适也不建议选择，也不要过度追求“便宜”，保姆对工资的满意度直接影响服务质量。

7. 有一定的学习能力和较强的适应性，以便能迅速掌握护理病人的技能与某些家用电器的使用。

8. 请一个高素质的保姆非常难，对一些生活琐事不必苛责。对每一位保姆心存感激。无论最终是否能愉快地道别，毕竟，她们为照顾我们的家人、为我们的家做出了贡献。

第四章

营养的故事

1

从补品到营养科

父亲是一个瘦老头儿。从年轻的时候就是这样，一辈子也没胖过。尖尖的下颏，大大的眼睛，细细的腰身……我曾不止一次地调侃他："您要是个女的，一定是个符合现代审美标准的美人儿！"

他这么瘦的主要原因是胃肠功能不好，吸收差，多吃一点就会引起胃下垂，造成腹胀。没病的时候吃进去的饭还能基本保证日常生活，可一旦有病了，就很难再摄入额外的营养进行恢复。

由于胃肠功能差，父亲在饮食上非常自律，尤其是晚饭，最多吃八分饱。好处是他不用担心营养过剩的问题，血糖、血脂、血压很正常，就是俗话说的"千金难买老来瘦"；坏处是容易营养不良。

父亲出院 3 个月了，任凭我在做饭上怎么下功夫，他身体的恢复情况总是不如人意。

父亲也一直渴望着能长点肉，但是对他来讲，要想长点儿肉太难了。每当我看见他胳膊和大腿上松弛的皮肤就像挂在竹竿上的老粗布一样，皱缩而干瘪时，我既心痛又着急，恨不能给他贴上两块肉。

因为他不能靠每一顿多吃来增加营养，我就试着让父亲少量多餐，如上午十点的时候喝一袋牛奶，下午四点的时候吃半个苹果或两片饼干。但是由于他的胃的排空功能较差，在上午十点和下午四点左右的时候，胃里上一顿的食物还没怎么消化，再增加任何东西，他脆弱的胃肠也难以承受。曾经出现过我急于给他增加营养，以至于让他吃得过多，差点造成肠梗阻的“事件”。

可是，饭量不增加，怎么能额外地增加营养呢？我只能在提高食物的质量上动脑筋了。

我在医院上班时，经常看见有人提着蛋白粉礼盒来探视病人。我是否可以给父亲也用上蛋白粉呢？蛋白粉什么牌子好呢？可又听别人说过，老年人肾功能不比年轻人，过多的蛋白质会增加肾脏的负担。那父亲能不能用蛋白粉呢？到底应该怎样科学地补充营养呢？

按照惯例，我先上网搜索“蛋白粉”，准备扫扫盲，果然出来了海量的信息。根据我的认知能力去粗取精，去伪存真后，知道了蛋白粉只是一种固体蛋白饮料，冲开即可使用。但因为蛋白粉添加的东西有所不同，所以叫法不同。蛋白粉只是用来补充蛋白质的，并不是全能的营养粉。

由于蛋白粉方便携带，且经过精加工后给肠胃系统的压力小，所以对肠胃消化不好的人群来说是一个不错的选择。蛋白粉分乳清蛋白粉和大豆蛋白粉，一些人群对乳蛋白不会拉肚子，但是对大豆蛋白为原料的反而会肠胃不适。建议在准备购买蛋白粉前，咨询专业的营养师而非蛋白粉销售人员，了解一下自己日常的蛋白质是否足够（给网上的这句话点个赞）。

看到这里，我突然间想起曾经在电视上看过某大医院的营养科主任介绍过疾病与营养的知识，医院的营养科应该是最专业、最靠谱的地方。我决定甭管哪个医院，一定要去营养科看看。我到给父亲做手术的医院网络挂号平台查看，还真有营养科。一瓶蛋白粉把我引进了医院的营养科。

营养科在整个医院大楼最顶层的一个不起眼的角落里。我在医院的走廊里来来回回走了好几趟也没有发现营养科的牌子。问了几个穿白大褂的人员，大家给我指的都是同一个方向，但是我走到那儿却仍然找不着营养科的诊室。

我看到一个没有标志牌的房间开着门，里面有一个年轻的男医生，我探进半个身子，问道："营养科怎么走？"

他说："这就是营养科呀。"

我愣了一下，随即说道："哦，没看见牌子，不敢进。"

他站起身，伸出手做了个请坐的动作，说道："我们这个科室是和别的科室共用这一间屋子。只有下午是营养门诊，所以不方便挂牌子。你没见我开着门吗？就是担心患者找不着。"

原来如此。从营养科的地理位置也能看出来，看营养科的人与其他科室相比还是少很多。把营养当作学问、具备通过营养来辅助治疗疾病的理念的人还真不多。

我向大夫介绍了父亲的情况，想让大夫给我制订一个营养治疗方案。出乎意料的是，大夫并没有告诉我该吃什么，应该怎么吃，而是拿起笔在纸上写写画画起来。

他首先问了父亲的身高、体重，然后告诉我，像你父亲这样的人一天应该摄入多少多少大卡的热量；具体来说，你父亲每天需要 100 克瘦肉、30 克油、200 克主食、500 克菜、250 克水果、200 毫升牛奶；这样才能满足他的热量平衡，是维持他生理功能的最基本的一个热量需求。

我一听就着急了，我父亲哪能吃得了这么多东西啊？别说 100 克肉了，10 克、20 克就撑着了。主食要是一天吃半斤的话，那得早晨 100 克，中午 100 克，晚上 50 克。而实际情况是父亲早晨能吃 50 克，中午能吃 50 克，晚上几乎就不怎么吃了，这差得也太远了。蔬菜呢，勉勉强强能达到半斤，水果偶尔吃点，但离要求还差得很远。

大夫说："这是他热量平衡的基本要求。如果能比这些吃得多的话，就可以长点肉，如果达不到，那可能会继续慢慢消耗。"

我说："那怎么办呢？还能用其他的方法进行补充吗？比如，吃点营养粉、输点营养液之类的？"

他说："可以呀。现在的蛋白粉、全安素这些都可以吃。这些属于肠内营养粉，如果你父亲能正常吃饭，那就建议通过口服肠内营养来进行补充。对不能进食的人才采取肠外补充营养的方法，也就是通过静脉输营养液。"

我问："那蛋白粉应该怎么吃啊？吃多少呢？"

他说："按照你父亲一天需要的热量，扣除一日三餐吃的食物的热量，剩下的差额就是需要蛋白粉补充的热量，按产品说明书标注的产品热量来折合出你父亲需要吃的量。"

听到这儿我一头雾水，两眼茫然地看着大夫。我完全不明白他说的意思。

"大夫，我怎么知道我父亲这一天吃了多少热量进去呢？"

大夫说："你可以去查食物热量表，网上就有。比如说 50 克馒头是多少大卡，100 克米饭是多少大卡，把你父亲每天吃的所有的东西列一个表，对应计算出每种食物的总热量，然后把这些热量加起来，得出你父亲一天摄入的总热量，然后你再按照缺口进行补充。"

我说："那蛋白粉吃多了会有问题吗？不是说蛋白太多了，会增加肾脏负担吗？"

大夫说："你父亲的肾功能怎么样？"

我说："肾功能正常。"

他说："那就没什么问题。你父亲现在的问题是蛋白摄入不足而不是过多。很多人补充蛋白受限是因为肾脏功能不全，如果你担心你父亲的肾功能，可以先从小量开始，注意观察，如看看肿不肿，定期评估。”

我问：“大夫，只吃蛋白粉就行吗？还有没有别的手段？”

大夫说：“蛋白质是非常关键的营养成分，它对人体细胞的合成、功能的运转起了非常重要的作用，但是光有蛋白质也不行，还需要其他营养成分，如多种维生素。像你父亲饮食量比较小，各种元素摄入也会不足，也需要补充。”

“那有没有既有蛋白质，又有多种维生素的营养粉？”

“有啊！安素、全安素都可以。”

“那安素和全安素哪个更好？”

“全安素比安素多添加了膳食纤维，同时在蛋白和脂肪方面有所升级。其他成分区别不大。安素和全安素都可以完全代餐，补充一个人一天正常所需的营养。”

我原来一直以为吃好的就是有营养了，这次营养科之行给我打开了重新认知营养的大门。

一天之后，我的书桌上又多了三本书：《基础营养学》《临床营养学》《中医饮食营养学》。我望着这三本书，想象着书中的知识能化作营养，补充到父亲体内，我的心里充满了希望，脸上也浮现出久违的笑容。

小贴士：

肠内营养与肠外营养：

肠内营养是指经胃肠道提供营养物质。它更符合人的生理特点、更经济安全，可为肠黏膜细胞提供足够的营养素，减少肠黏膜屏障的萎缩，避免肠道菌群的移位，不仅能保护肠道屏障功能，还利于促进静脉血液循环、改善肝胆功能，利于肝脏蛋白质合成和代谢、减少消化道并发症的发生，改善机体免疫功能。只要胃肠道有功能，就应该首选肠内营养。

肠外营养是指经静脉途径供给多种营养成分，以保证手术前后及危重病人的营养需求，无须消化吸收功能完好，但可能引起的并发症相对严重。

2

精准扶“贫”：应该怎么吃

我坐在桌前，面前铺着一张纸，旁边摆着各种参考资料，电脑也显示着食物热量表的查询界面。

我一边回忆，一边不时地记下父亲曾经吃过的所有食物的名称。一开始我有意识地把食物名称从上到下排成一纵列，而且写得比较松散，为的是再想起什么方便往里补充。一会儿的工夫，一张纸从上到下写满了一溜，再另起一行，开始写第二溜。

等我把父亲吃过的食物想得差不多了，就开始查找对应的食物热量值。

就这样，我一边写，一边找食物的热量值，一边算，东翻翻、西看看，书上找不到的还得到网上搜索，由于害怕网上数值不准，还要多找几个对照表相互印证一下。在我的潜意识里，凡是涉及数字的，都应该精准。

可是，我列的食物名单是父亲所吃过的所有食物名称，每一天吃的各不相同，怎么核算一天的热量摄入呢?

我开动脑筋，只能用归纳的方法，将热量差不多的食品归为一类，相互替换，这样就能大致算出父亲一天摄入的热量：

100 克馒头≈ 233 千卡；

50 克小米≈ 179 千卡；

1 个鸡蛋≈ 86 千卡；

250 克胡萝卜≈ 100 千卡；

100 克酸奶≈ 77 千卡；

20 克猪肉≈ 67 千卡；

……

不算不知道，一算吓一跳！父亲出院 3 个月来，每天只摄入 742 千卡左右的热量。离医生给估算的每天至少需要 1500 千卡的热量相差太远了。

我仔细回忆医生估算时的情景，除了问了父亲的身高、体重、每天的活动量外，就开始在纸上又写又画的。嘴里念叨着什么，我只听明白了一个词“基础代谢”，我得赶紧搞清楚什么是“基础代谢”。

书桌上堆满了各种参考资料，我从各种纸片、书本下翻出了《基础营养学》。

人体的能量消耗包括基础代谢、体力活动和食物热效应三个方面。基础代谢是维持人体基本生命活动的能量，即在无任何体力活动和紧张思维活动，全身肌肉松弛，消化系统处于静止状态的情况下，用于维持体温和人体必要的生理功能所需的能量。

由于基础代谢率的测定比较困难，世界卫生组织（WHO）提出了一个简易的基础代谢公式，不同年龄段、不同性别，公式的系数有所差别。父亲属于大于 60 岁的男性，按（13.5 × 体重）+ 487 公式计算，得出父亲的基础代谢的能量消耗为 1162 千卡。

不算不知道，一算吓一跳！父亲现在摄入的能量是医生估算值的一半不说，甚至远远没有达到基础代谢的能量消耗要求。我心里暗想：“收支都不平衡，还谈什么营养！”

我站起身离开了书桌，这满桌子的资料、书籍和算出来的数字让我心烦意乱。我走到窗前，漫无目的地往外看着。每当我心绪烦乱时，我都习惯在窗前站一会儿，观看窗外的景象，好像我的烦恼能通过这扇窗户飞到九霄云外一样。

时值冬日，窗外的景致单调，树木都光秃秃的，人们也都行色匆匆，没啥意思。我的眼光落回到窗台上的一盆长寿花上。就是因为花的名称“长寿”，国庆节的时候，本不擅长养花的我带着期盼父亲健康长寿的愿望，把它带回了家。

这盆长寿花刚来我家时，不仅叶子肥大、光亮，颜色翠绿翠绿的，像涂了蜡一样，还开了很多花。四片花瓣与点缀在中间的黄色的花蕊组成了一朵小花，每朵小花虽然只有小指甲大小，但这些小花们都是很多朵凑在一起并同时开放，形成了一簇簇花束。花的颜色是大红色的，透着喜兴。

那叶片终年翠绿，四季常青，不光叶子“长寿”，花也“长寿”呢，最主要是它好养，适合我这种不会养花的人。

可现在，我猛然发现，它的叶子不再油亮、花朵也不那么鲜艳了，虽然还勉强开着花，但整体看起来显得不那么精神、水灵了。

唉！这花怎么也跟人似的，营养不良了？我是有多长时间没给长寿花浇水了？

我一边去拿水壶准备给花浇水，可脑子里刚刚看的书里的内容却挥之不去。

正常情况下，人体从食物中摄取的能量和消耗的能量应保持平衡。当摄入能量不足时，机体会自动动用自身储备的能量，甚至消耗自身组织，以满足生命活动的需要。若长期处于饥饿状态，会导致生长发育迟缓、消瘦甚至死亡。

正常营养状态的人体，当能量摄入减少一半达 6 个月之后，能量代谢可由负平衡，达到在新的低水平上的平衡，这种适应性变化是依靠机体三方面的变化实现的，即基础代谢率降低、体重下降和体力活动减少，结果是健康状况恶化，工作能力降低。

父亲目前的情况，无论是体力的下降还是体重的减轻显然属于能量摄入不足后达到的新的低水平的平衡。父亲能在这种情况下达到能量低水平平衡也算是奇迹了！我还幻想着父亲尽快恢复，健康状况不继续恶化已经是万幸了。

我一边机械地给花浇着水，一边想着，一个念头渐渐清晰起来：纠正父亲这种饮食状态刻不容缓！

我放下水壶，又精神抖擞地回到桌前，拿起我列的食物热量表研究起来。

通过分析食物热量表，我发现父亲的食谱中低热量食物占绝大部分，唯一达标的蔬菜半斤也只有 100 千卡。而能提供高热量的肉类父亲几乎不怎么吃。通过认真地比对，我还发现 100 克馒头能提供 233 千卡热量，一个 60 克的老婆饼却能提供 250 千卡热量，而一块 30 克的巧克力也能提供 150 千卡热量。100 克蛋糕（蒸）320 千卡，100 克白切鸡就有 200 千卡热量，100 克鸡肝也有 121 千卡，100 克植物油能达到惊人的 900 千卡。此外，干果的热量也很高。虽然父亲一天之内吃不了 100 克鸡肉、100 克鸡肝，也吃不了多少干果，但必须有目的地添加上述食物，能增加多少是多少。

为了让他能尽量多获取能量，我有意识地时不时用蛋糕替换馒头；为了让父亲多吃些肉，我把鸡肉切成碎末混在粥里，炒菜时特意比平时多放些油，每天饭后再塞给父亲一小块巧克力，这样一天下来能增加将近 300 千卡热量。还差的 500 千卡只能通过营养粉来解决了。

每天，我看着餐桌上的饭菜，除了看到红绿黄白黑各种有形的物质外，还盘算着它们所能提供的热量。如果看见父亲吃进去一块肉，我想象着父亲体内的某个器官欢天喜地地迎接着维持它正常运转的能量的注入；如果父亲在饭后又接受了我额外递过去的干果或小零食，我确信父亲的身体一定是把这点小能量偷偷地存起来了。

我多么希望父亲摄入的热量能收支平衡并略有盈余啊！

小贴士：

营养学：研究膳食营养与人体健康关系的科学，是指通过合理的膳食和科学的烹调加工，向机体提供足够的能量和各种营养素，并保持各营养素之间的平衡，以满足人体的正常生理需要，维持人体健康的营养。营养学的核心就是营养平衡。无论胖瘦，都需要营养学的指导。

3

此营养非彼营养

“饭菜都齐了！”随着我的一声招呼，大家都坐到了饭桌前。看着眼前已经看习惯了的白的粥、绿的菜，没有一丝油星，主食也是馒头、发糕等面食，我突然觉得我们家的饮食是否太单调、过于清淡了？

父亲生病前爱看报纸、杂志上养生类的知识，如吃油多了会引起动脉硬化，盐多了会引起高血压，肉吃多了容易得高血脂，等等。他不仅会把相关内容剪下来贴在本上，还会在饭桌上有所体现。

我们家严格执行盐的摄入标准，每人每天不超过六克，即使饭菜没有什么滋味也绝不超标；炒菜时油也是能少放就尽量少放，能用开水焯了凉拌的菜就不用油炒；肉类本来也不是很爱吃，再加上怕吃多了不好消化，摄入量就越来越少；至于糖，因为害怕得糖尿病，几乎不吃。

父亲一直固执地以为这样的饮食是最健康的。尤其是听到某某熟人得糖尿病了，某某因为高血脂、高血压中风了，他都会唏嘘不止，同时庆幸自己的饮食健康，更加自觉地减少油、盐、糖、肉的摄入。

我也一直按照父亲的指示精神做着一日三餐。但是自从去了营养门诊以后，我的观念开始发生了转变，我觉得我们家的食谱并不健康，也满足不了人体的营养需求。我必须先弄清楚各种营养物质到底有什么作用、需要多少量，再把我掌握的知识讲给父亲听，得到他的认可，他才能配合。

改变一个人的饮食习惯不是一件容易的事。自此，我和父亲聊天时又多了新内容。

一天，我见父亲拿着放大镜又在报纸上寻找着养生专栏，我凑上前去搭话："爸，又看见什么专家建议了？"

"这期的不好看，没什么新鲜的，说的那些我都知道了。"

"那我给您讲点您不知道的吧！"我一边说，一边从他手上拿下放大镜放在一边。

"好啊，我听听你有什么新鲜的？"

"爸，我给您讲讲蛋白质吧。蛋白质可重要了。它不仅是构成细胞和组织的重要成分，而且是维持各种生理活动和生化反应正常进行必不可少的物质。"

"你的意思是以后让我多吃肉呗！"父亲的机智一如既往。

"那还得看吃什么肉呢，肉和肉也不一样。"

"肉能有什么区别？要我看顶多就是有的一煮就烂，有的炖半天了也咬不动。"

"您说的有那么点意思了。咱吃肉是为了补充蛋白质，但肉不一样，所含蛋白质也不完全相同，营养价值自然有差异。"

父亲显然没想过这方面的问题，他放下手中的报纸，饶有兴趣地听着。

我告诉他，食物蛋白质的营养价值主要取决于三个方面：

（1）食物中蛋白质的含量；

（2）食物中蛋白质的消化率；

(3) 食物蛋白质中必需氨基酸的含量及其相互配比是否合理。

也就是说，食物中蛋白质含量再高，如果难消化、难吸收，所含氨基酸结构不合理，那么营养价值也不高。

“你说的前两点我都能明白，蛋白质含量少、又咬不动、不好消化的，肯定营养价值低，但配比是什么意思？”

“配比就是搭配，就像吃钙片的时候要配着吃维生素 D，有助于钙的吸收一样。氨基酸也有好多种，有一些氨基酸非常关键，可以帮助人体吸收其他的氨基酸，如果蛋白质里缺少这些关键的氨基酸，其他氨基酸的利用也受到限制。”

“哪些是关键的氨基酸？”

“赖氨酸、色氨酸、亮氨酸、异亮氨酸、蛋氨酸、缬氨酸等就是关键的氨基酸，学名叫‘基础氨基酸’，这些氨基酸多存在于动物性蛋白里。大多数动物性食物的蛋白质不仅含量较高，而且氨基酸的组成接近人体需要的模式，具有很高的蛋白营养价值。”

“说来说去，还是叫我多吃肉呗！”

“还是那句话，肉和肉还不一样呢！我先考考您，鸡翅和鸡胸脯肉你选哪个？”

“我选鸡翅膀，啃起来香。”

“我原来也以为吃鸡翅就是吃肉了，就能补充蛋白质了。其实鸡翅中绝大部分是胶原蛋白，因缺乏多种必需的关键氨基酸，其实营养价值很低，属于劣质蛋白。所以为了增加营养，以后咱得多吃鸡胸肉，少吃鸡翅膀。”

看着父亲略显惊讶的表情，我继续说道：

“还有咱家常吃的猪蹄，炖烂了软软乎乎的，它也含有大量的胶原蛋白，俗称美容菜。胶原蛋白对皮肤的保湿效果非常好，还能紧致毛孔。”

我捏了捏父亲手臂上松弛的皮肤，冲他扮了个鬼脸：“但是，咱今后得多吃大鱼大肉，少啃猪蹄鸡翅膀了。当务之急是给快 90 岁的老寿星提供生命基础，美容护肤的事就先往后放放吧！”

父亲被我的话逗乐了，说：“行！你说的有科学根据，咱们转变观念，你做什么，我吃什么。”

第二天是周末，阳光明媚，我陪父亲在楼前的空场上晒太阳，我准备再接再厉，给父亲科普一下“脂肪”。

我们刚坐好，从远处过来一个小胖墩，有十一二岁的样子。他一手抱着个球，另一个胳膊下夹着脱下来的羽绒服，大冷的天，小脸红扑扑的，头上还冒着热气，汗珠顺着圆圆的脸蛋往下流着。他一边走，一边用夹着羽绒服的手往嘴里塞着什么。

真是凑巧，我刚想跟父亲聊聊脂肪这个话题，素材就来了。

“爸，你看这个小孩可真胖啊！”

我们一家人都是瘦子，所以特别羡慕和喜欢长得胖的人。果然，父亲看到小男孩，脸上马上浮现出了笑容，看小男孩的眼神慈祥而又充满羡慕。

小男孩走到了近前，我才看清他手里拿的是根火腿肠。他一口紧接一口地吃着，只看见火腿肠不停地往嘴里送，几乎看不出他的咀嚼动作，一转眼的工夫，一根火腿肠就消失了。

小男孩很快就从我们眼前走过去了，我们目送他进楼门洞时，他又从裤兜里掏出一个类似巧克力派的东西，麻利地撕掉包装，往嘴里塞着。

“爸，知道人家为什么胖吗？能吃啊！这肯定是家里让他去锻炼，结果饿了，自己找补点。可他吃的这些东西，可能比他消耗掉的还多呢！”

父亲说：“咱家人营养不良，为瘦苦恼，人家是营养过剩，为胖苦恼，两个匀一匀多好啊！”

听父亲这么说，我赶紧接过话茬：“您以为胖就是营养好啊？营养好不好不能单凭体重来判断，就好像一个有钱人舍不得花钱，把钱全存银行了，需要花钱的时候取不出来，日子过得和穷人没什么区别，十足一个假富翁。同样，一个胖子，即使身体脂肪储备很充足，但因为某些原因，细胞实际上并没得到充足的能量供应，这就像假富翁一样，也是一种营养不良。”

“哈哈哈”，父亲笑了起来，“照你这么说，在营养方面，胖子可能是假富翁，我可是个真穷人啊！”

伴着父亲爽朗的笑声，一阵小风吹过来，我的脸上像被冰凉的竹叶刮了一样，感觉到有点冷了。

“爸，咱们回去吧，在外面时间长了别着凉了。”

父亲点点头，我们开始往回走，一边走，一边还聊着脂肪、营养的话题。阳光从背后照过来，在地上投射出大大的影子。因为我们俩都穿着厚厚的羽绒服，靠得又紧，影子就像一座大山分出两个山峰。

父亲什么时候能像影子这么壮就好啦！我带着这个美好的憧憬和父亲走进了家门。

小贴士：

基础营养学：是在生理学和生物化学基础上发展起来的一门科学。它始终围绕营养素的研究发现而开展，首先是对蛋白质的营养意义的认识，其次是维生素的接连发现，最后是认识到锌、铁、硒、碘、铜、铬等微量元素的重要作用。由于基础营养学的进步，人们了解了各种营养缺乏病的病因，推动了公共营养、临床营养、食物营养等实用营养学的发展。如果说 20 世纪营养科学征服了营养缺乏病，那么 21 世纪营养科学对增进人体健康和预防慢性病等方面将有所作为。

4

牛羊鸡鱼猪，哪个更合适

我在超市卖鸡鸭鱼肉的区域转来转去，没有了以往速战速决的麻利劲儿，而是东看看、西看看，拿不定主意。以前我买肉时就那几样：鸡翅膀、猪蹄、排骨、后臀尖绞肉馅。可现在，我看肉的眼光发生了变化，鸡翅膀的蛋白质不够优质，猪蹄和鸡翅一样也被我打入“冷宫”，除此之外还能选哪些肉类食品呢?

原以为知道了父亲一天需要的能量，又基本弄清了食物的营养素的特性，就可以得心应手地去挑选食物了。可是真正要挑选食物的时候，才发现选择食物原来并不简单：既要满足饮食能量的需要、营养元素的需要，还需要考虑食品的口感和烹调的方便，这还真是一个不简单的问题。

由于父亲进食量有限，最理想的状态是一种食物既能满足能量供给，也能满足营养素的提供。如快餐食品，虽可满足能量需要，却不能满足一些必需营养素的需要，就不是我要选择的食物。我们家谷类、蔬菜等由于天天都要吃，平时接触较多，我还有些经验，而富含父亲最需要的蛋白质的肉类食品，由于平时摄入较少，还真不知道什么肉更能满足父亲的需要。

我曾听父亲说过，肉分红肉、白肉，而且白肉比红肉好。我先转到了禽类柜台前。冷柜里有许多盘子，里面整齐地码放着分割好的鸡翅、鸡腿、鸡胗、鸡胸、鸡肝，还有鸭腿，盘子旁边还摆放着用保鲜膜包裹好的整只的乌鸡、三黄鸡。以前因为怕内脏胆固醇高，我家很少买鸡肝、鸭肝，即使买了也是我吃，父亲基本上不吃。现在我决定先买点，回去后再查查营养成分，看看胆固醇到底有多高，吃多少合适。

接下来是牛肉专柜，但我看着眼前各种分割好的牛肉，弄不清“牛腱子”“上脑”都是什么部位的肉，也不知道筋多的好还是筋少的好，我没有勇气向卖肉的小伙子咨询，再加上我也不会做，暂时还是算了吧。

紧挨着牛羊肉专柜的是水产柜台。与牛羊肉柜台风格截然不同，两层的大鱼缸显得很气派，占据了水产柜台的半壁江山。鱼缸里，打进去的氧气不停地制造出一串串的气泡，鲤鱼、草鱼、武昌鱼在里面悠闲地游来游去。

水族箱前面的地上摆着几个白色泡沫箱，里面放着刚死不久的各种鲜鱼。旁边的柜台上用碎冰覆盖着，上面有带鱼、黄花鱼、平鱼、海鲈鱼、金枪鱼，还有我叫不上名字的鱼。卖鱼的师傅穿着雨鞋，戴着防水围裙，站在一个大盆前热情地张罗着：“活虾活虾，就这点儿了，赶紧买，不买就没了，都是今天刚捞上来的。”

看到有人在水族箱前驻足，师傅也会热情地招呼：“您要哪条？我帮您捞。”如果有人买了鱼，他还会殷勤地问：“用不用我帮您收拾？”

我在水产专柜前先看了看活鱼，鲤鱼、草鱼刺儿比较多，显然不太适合老人食用；平鱼、黄花鱼，刺儿倒是比较少，但是价格真是得让人掂量掂量；我一直认为带鱼是无鳞鱼，父亲早就说过，无鳞鱼胆固醇高，所以带鱼我也给排除了；虾是发物，也不宜病人食用。看来看去，真没什么可买的。

最后到了猪肉柜台，也没有什么收获。排骨家里还有，也不能顿顿吃，肉馅上次绞了不少还没吃完。

转了一大圈，没找到我心目中的完美的肉类品种，无奈之下，我就提着一点鸡肝走出了超市。

晚上吃完饭，收拾停当，我又一头扎进书里。鸡肝胆固醇到底有多高？牛肉和猪肉哪个好？鸡和鱼、猪肉和牛肉哪个更适合父亲？

我发现，原本书里枯燥的各种数据，在我经历了超市的“选择困难综合征”后，变得鲜活起来。

首先，鸡肝的胆固醇含量确实很高，每100克鸡肝中含356毫克胆固醇，真是不宜多吃。

其次，我修正了自己的一个错误认识：带鱼是有鳞鱼，只不过鱼鳞细小，容易让人误解为无鳞鱼。

在蛋白质含量方面，牛肉的蛋白质含量较高，达20%左右；鱼类蛋白质含量虽然没有牛肉高，一般为15%～25%，但含有人体必需的各种氨基酸组成，结构合理，尤其富含赖氨酸和亮氨酸，属于优质蛋白质，是膳食蛋白质的良好来源；鸡肉中蛋白质含量为10%～20%，大部分是优质蛋白质，肌纤维较细，更易消化吸收；猪肉的蛋白质含量较低，平均在15%左右。

而在脂肪含量方面，猪肉最高，牛肉较低。猪肉脂肪中的必需脂肪酸、多不饱和脂肪酸含量高于牛羊肉。鸡肉脂肪含量相对少，熔点低，并含有20%左右的亚油酸，更易于消化吸收。大部分鱼类脂肪含量低，主要分布在皮下和内脏周围。但鱼籽中胆固醇含量较高。

我的脑子在飞快地运转：光看蛋白质，似乎应该首选牛肉，从好消化吸收考虑又应该首选鸡肉和鱼肉，可想到坊间流传的现在鸡肉和鱼肉的各种激素、抗生素滥用，有点担忧；考虑到父亲热量摄入还差很远，虽然猪肉蛋白含量低，但热量远远高于同等重量的鸡、鱼、牛肉，是它们的2～3倍，猪肉也并不是一无是处，而且容易获得，我对猪肉的加工方法也相对熟悉，最后决定：目前还是首选猪肉。

时隔几日，我再次走进超市，有了对各种肉类的进一步认识，这一次我有点胸有成竹的感觉了。

我先到了猪肉柜台，找到土猪摊位，买了前臀尖、猪通脊。在我心里，我认为土猪的生长周期较长，安全性相对高一些。虽然价格高，但因为我们吃的量并不多，经济上还可以承受。

回家后，我把前臀尖放到案板上，琢磨着怎么吃。我望着那一大块令人生畏的、白花花的肥膘，一时没了主意。这大肥肉怎么做能让人爱吃啊？

此时，我小时候炼油渣的一幕浮现在眼前。那时候供应困难，肚子里又没油水，谁家要是能买到肥肉或猪板油，那可是改善生活了。我就曾在小伙伴家里和小伙伴一起眼巴巴地等着她们家的油渣出锅。当大人给我们每个人分一小丁点油渣吃时，感觉那叫一个香啊，那个场景至今难忘！

对，用肥肉炼油，就这么办！

我把前臀尖上大部分肥肉切下来，切成小丁，放在炒菜锅里慢慢熬。一开始用铲子不停地翻炒，防止粘锅。等肥肉丁周围慢慢开始浸出液体，我知道，脂已经开始变成油了。

随着锅里的油越来越多，我的童年往事也在脑海里形成一幅幅画卷。白色的肉丁越来越小、越来越干瘪，渐渐变成了焦黄色，我知道，油渣炼成了！

趁着我炼出的油凉了但还没凝固的时候，我把它与花生油调和在一起。这样不仅避免了肥肉的浪费，还可以充分利用猪肉脂肪中的必需脂肪酸和多不饱和脂肪酸。

我对自己的这个创意很满意，更为我能运用营养知识对这种做法有一个肯定的说法而扬扬自得。我把这种油叫私房调和油，它比 1 ∶ 1 ∶ 1 的纯植物调和油更高级呢！

后来，我又尝试着购买了牛肉、整只的鸡、各种少刺的鱼。我对于肉类的选择不一定是最科学的，但只要能满足父亲的身体需要就是最好的。

小贴士：

营养质量指数（INQ）：是指某食物中营养素能满足人体营养需要的程度与该食物能满足人体能量需要的程度的比值。选购食品时应多选 INQ ≤ 1 的食品。因为这类食品在满足能量供给的同时，也满足了营养素的供给。而 INQ ≥ 1 的食品，如快餐食品可满足能量需要，却不能满足一些必需营养素的需要。更要少买 INQ=0 的纯能量食品或净卡路里食品，如白糖、酒精、纯淀粉，因为这些食品只提供能量而不提供必需营养素。

5

向舅妈搬救兵

“舅妈,我现在做饭可发愁了,就那几样，翻过来调过去，别说吃了，我做都做烦了，您天天给老人、给病号都做什么呀？”我在电话这头略带撒娇地向我舅妈取经。

虽然平时在家都是我做饭，但因为父母都是北方人,从年轻时就一直忙于工作，不善厨艺。我从他们那里继承的做饭基因一般，所以水平也就是能吃而已,有一些南方菜根本没做过,这也大大地限制了饮食的丰富性。

正在犯愁的时候，我突然想起了我的舅妈。

舅妈是南方人，皮肤白皙，娇小玲珑，长得非常漂亮。她小时候随父母落户到了北方。由于个子矮，她特别喜欢高大、威猛的北方汉子，所以和我身高一米八的小舅喜结连理，嫁进了我姥姥家。

舅妈非常能干，娇小的身躯里仿佛蕴含着用不完的能量。嫁进门后她就包揽了大家庭里的一切家务。我小舅是姥姥最小的孩子，我姥姥也最喜欢她这个老儿子，姥爷去世后，我小舅一家和她长期生活在一起，所以伺候我姥姥的重担自然就落在舅妈的肩上。

舅妈从 50 多岁开始，先后伺候 80 多岁的婆婆和两位都超过 100 岁的父母。舅妈的父母虽然有保姆，但他们在身边的儿女们都抢着去父母家陪伴老人，并为此争执不下，最后不得已排了个值班表，轮到谁，谁就获得 24 小时与父母在一起的机会。看得出来，舅妈和她们的兄弟姐妹们都很珍惜陪伴父母的时光。

与此同时，舅妈还一直帮儿子带孙子，孙子刚上学，我小舅又因脑血管病生活不能自理了，舅妈又开始了伺候我小舅的生活。

“舅妈，我爸现在老觉得没劲，可是吃饭又吃不多，怎么增加营养啊？”

“你舅刚病的时候也浑身没劲儿，康复锻炼时逼着他练习走路，他就坐在那不起来。我也搬不动他，最后我只能是想办法给他增加营养。”

“你舅爱喝豆浆，我就不仅仅只放黄豆，而是把枣肉切碎了，再放上西洋参，与黄豆一起打成豆浆。大枣甜丝丝的，正好掩盖了西洋参的苦味。又补血，又补气，你舅说挺好喝，你可以试试。”

“舅妈，我做的鱼总有股腥味，可我也用油煎了，也放料酒和姜了，怎么回事啊？”

“你把鱼收拾好了以后先用盐在鱼身上涂一遍，再用料酒、姜丝腌一腌。”

“我每次都先拿葱花和姜炝一下锅再炸，每次炸完可难看了，不是鱼皮煳了就是鱼肉散了。用料酒腌过了再炸，油会不会迸出来啊？”

“我告诉你一个窍门儿。因为你舅血脂高，不能吃油大和咸的东西，所以我做鱼都不过油。把鱼腌好了以后，直接放锅里，加水，放调料。”

“啊？那行吗？那不更腥了？”

“不会的，关键是你收拾鱼的时候要注意一定要把鱼鳞刮净，再把鱼肚子里的那一层黑膜清洗干净。只要作料调好了，没问题。”

我按照舅妈的窍门试了几次，果然又省事，又美观，口味也得到了改善。

“爸，咱们今天吃饺子吧！”周末，我打算换换花样。

在做饭上，我最拿手的就是包饺子，这也是舅妈手把手教我的。

我初三中考后，跟母亲一起回姥姥家。有一天吃饺子，舅妈调好饺子馅后，自己一边擀皮一边包。只见她一手拿着擀面杖，一手拿起一个饺子剂儿，一边擀一边转，一眨眼的工夫，一张圆圆的饺子皮就擀好了，而且她的双手配合得十分默契。只见饺子剂儿一个跟着一个排着队地来到她的擀面杖下，饺子皮一张跟着一张雪片似的“飞”出去，就像变戏法一样。

舅妈的手下功夫勾起了我的兴趣，我说：“舅妈，我帮你擀饺子皮吧！”我自认为我还挺会擀皮儿的。

舅妈说：“好啊！”结果我擀皮儿根本就供不上她包，虽然给我累得够呛，结果大部分饺子还是舅妈自己擀自己包的。

我好不容易帮舅妈包完了一大家子的饺子，直起腰，这才惊讶地发现，装饺子馅儿的盆里面干干净净，就像没用过的一样。再看我这边的案板上，白面扑腾得到处都是。

“舅妈，你怎么把手底下弄得那么利索呢？”

“我一边包，一边用饺子皮把盆边顺手擦一下，等到饺子包完了，盆也擦干净了，一点也不浪费。”利落人干活就是利索，我心中不由暗自赞叹。

不一会儿，热气腾腾的饺子端上了桌。饺子真香啊！我们一边聊一边吃，等大家都快吃完了，舅妈才最后一个上桌。

我那时不懂事，也不管舅妈累不累，在饭桌上就缠着她问：“舅妈，你那饺子馅怎么调的啊，太香了！”

舅妈看我对包饺子感兴趣，一边吃一边说：“那得看你是吃素的还是肉的。如果是素馅的，要多放点儿油才香；如果是肉馅的，得有一点肥肉，全是瘦的不好吃。”

“除了葱姜，可以放一些五香粉。最最关键的是，一定要放一点糖，才能提味。”

我饶有兴趣地听着，我跟我妈包饺子时，就是把菜和肉简单混合在一起，从没听说过这些门道啊！

“菜最好头天晚上洗出来晾一宿，别让它含水分太多。尽量不要挤水。营养都在菜汁里，扔了怪可惜的。如果必须挤水，可以用挤出来的菜汁打肉馅儿，这样肉馅就可以把挤出来的菜汁再吸回去。”

“还有一个防止菜出水的方法，是把菜剁好后先用油拌一拌，让油把菜的横断面包住，这样也可以减少出水，最后等包的时候再放盐。”

听着舅妈娓娓道来，我才知道，我包了那么多年的饺子，只不过是初级阶段，仅仅是用面把馅包上而已。调饺子馅有这么多门道，怪不得舅妈包的饺子这么好吃呢！

舅妈对伺候老人也非常有耐心。

我姥姥 80 多岁以后，脾胃功能失调。她的食欲特别好，老想吃，但消化能力差，吃完就拉。有的时候她自己糊涂了，拉了也不知道，还抹得到处都是。有人给舅妈出主意，控制她的饮食，别让她想吃就吃，不吃不就不拉了吗？

舅妈说：“人老了，什么也干不了了，就剩吃那么点乐趣，再给剥夺了，也太残忍了。再说老人也需要营养。我会挑些好消化的，只要保证吃不坏，就由着她去吧。”

舅妈是个爱干净的人。姥姥家那时住的是老式的平房，只有厨房有上下水，厕所还是旱厕，也不能安洗衣机，洗洗涮涮都靠人工，但家里永远是一尘不染，一家老小的穿戴永远那么干净整洁。

为了保证姥姥有个良好的卫生环境，舅妈给姥姥买了一摞内衣裤，以保证能随时更换。然后，家里就经常会出现这样的场景：一个娇小的身躯，面对一个硕大的洗衣盆，上面搭着一个搓衣板，“吭哧吭哧”地搓着。然后，这个十分弱小的女子，再吃力地端起脏水盆，走到厕所倒掉……日复一日，从无怨言。

我的姥姥，一个小脚老太太，在物质短缺年代能活到84岁，因衰老无疾而终，舅妈功不可没。

现在，舅妈的主要工作是伺候我小舅。我小舅一米八的个头，180斤的体重，肉大身沉，舅妈每天光是给他洗脸擦身、穿衣脱衣就累得满身大汗，更不用说采买和一日三餐了。

我问过舅妈：“你这半辈子天天伺候人，从婆婆到父母，再到丈夫，你累不累？烦不烦？委屈不委屈？”

舅妈说：“我伺候的都是我最爱的人，再苦再累我也愿意。再说，咱们家要说孝敬老人，个个都是我的榜样，我只是希望我做得不要比你们差太远。”

我看着舅妈，心里默默地念叨：“您已经成为我们的榜样！”

6

私房菜

让我这个家庭“煮”妇最头疼的不是做饭本身，而是不知道做什么。

在家里经常会出现这样的情景：

“爸，今天晚上吃什么菜？”

“随便。”

“吃圆白菜行吗？”

“行。”

“土豆、胡萝卜、芹菜、青椒里您再选一样。”

“都行。”

“那到底吃什么？”

“做什么吃什么。”

“您想吃点儿什么？”

“要问我啊，不做都行，我不吃也可以。”

父亲由于消化能力差，加上生病以后活动量减少，所以总是食欲不振。

我既要考虑给他的食物有营养，还要想办法在色香味上提高他的食欲。可是经常吃的就那几样菜，主食也就米饭、馒头、花卷、稀粥、面条几种。要满足各项要求谈何容易啊！

首先要开发新品种。一方面是我们家以前的食谱蛋白质含量不够，另一方面总吃那几样不利于刺激食欲。我改变了原来采购时直奔主题的做法，挤出时间逛菜市场、逛超市。一边逛，一边在脑子里搜索各种食品的营养特点，哪些可以独立使用，哪些需要搭配使用。尤其是我以前从不问津和一带而过的区域，还有以前认为“不好、没营养”的食品，我都重新审视，仔细挑选。

过去我家的调味品非常简单，只有盐、醋、料酒、酱油、糖，其他的如五香粉、胡椒粉、黄酱之类的从来都不买，也不看。但现在我发现，黄豆酱、腐乳、果酱之类的可以考虑，这样在早餐吃面包或馒头的时候稍微抹上一点可以刺激食欲；如果要是经常做鱼和肉的话，花椒、大料也可以选择一些，这对去除膻味、提香都有非常好的效果。

我还“发现”了咖喱块。包装盒上写的制作说明让我觉得很好操作，而且咖喱可以和许多食材搭配，如土豆、洋葱、鸡肉、牛肉等。这让我非常兴奋。这是我以前从没有尝试过的，我决定也买一盒回家试试。

正巧那段时间豌豆大量上市，我把土豆、胡萝卜切成豌豆大小的丁，再加上炒好的鸡肉丁、发好的木耳撕碎，加一把鲜豌豆，一起放入锅里，再加上水煮，等到食材都煮熟了，放入咖喱块，不停地搅动，防止煳锅。待咖喱块全部融化，汁收得差不多，就可以关火出锅了。整个过程不放油，不放其他调料，只放水和咖喱块，可以视口味决定咖喱块的放入量，超级简单！

我把“创作”的新菜端上桌，红黄绿白黑，色彩鲜艳，令人口舌生津。

“爸，尝尝咱的新菜！”

“哟，挺漂亮的呀！”父亲显然被花花绿绿的色彩吸引了。

“您找找，看看里面都有啥？”

“红的是胡萝卜，黑的是木耳，绿的是豌豆，白的是鸡丁，黄的是土豆。”

“太对了！您真聪明！眼力也不错呀！”

在我的夸奖下，父亲更仔细地研究起面前的这盘子菜。

“那像糨糊似的是什么东西啊？”

“是咖喱！咱家从来没吃过。咖喱可是个好东西，主要成分是姜黄粉、川花椒、八角、胡椒、桂皮、丁香和芫荽籽等，有一点点辣味。它能促进唾液和胃液的分泌，增加胃肠蠕动，增进食欲；能促进血液循环；美国癌症研究协会说咖喱所含的姜黄素具有激活肝细胞并抑制癌细胞的功能；咖喱还具有协助伤口复合、预防老年痴呆症的作用呢。”

“是吗？有这么好？”

“关键是你看我搭配的，这道菜里动物蛋白、植物蛋白、碳水化合物、维生素都全了。您尝尝口味能接受吗？”

父亲先舀了一小勺，放进嘴里细细品味，慢慢地脸上露出了笑容：“不错，有点辣味但不刺激，软硬合适，我能咬得动。”

“我用的是原味咖喱，没选辣味的。”

看着父亲一勺一勺地吃着，我欣慰之余还有一个意外收获：父亲原来吃饭时净挑菜吃，不吃肉，就是把肉送到他嘴边也不肯张嘴。这回可好了，肉与菜混在一起，他挑不出来了，在吃菜的同时不知不觉也吃进去不少鸡肉。

为了能让这道菜保留下来，我趁豌豆大量上市时买了不少，剥出豌豆放入冰箱冷冻，随吃随拿，这样即使在冬天也能享受这艳丽的色彩和营养。我也尝试过用莴笋丁、黄瓜丁代替豌豆，但感觉都没有用豌豆那么恰到好处。

在这次成功的鼓励下，我又精心搭配了一系列食谱并基本固定下来，制定食谱时费些心思，但以后实施起来就省心多了。

小贴士：

抛砖引玉：

早餐：1. 牛奶、鸡蛋、面包（果酱）、苹果（切片）；

2. 大米粥、馒头（配酱豆腐）、鸡蛋、黄瓜（配黄酱）、奶酪；

3. 麦片粥、素包子、鸡蛋、白豆腐干、西红柿（凉拌）；

4. 小米粥、馒头、鸡蛋、酱牛肉、香蕉；

5. 豆浆、鸡蛋、窝头（玉米面发糕）、素丸子。

中餐及晚餐：

主食：各种粥（大米、小米、薏米、红豆、莲子、黄豆、绿豆、黑米、枸杞子、银耳等单独或几种搭配）、面条、饺子、馒头、花卷、豆包、素包子。

副食：圆白菜炒鸡丝、猪肉焖扁豆、咖喱什锦豌豆、豆腐干炒芹菜、鸭血豆腐炒油菜、土豆炖牛肉、清炒西兰花、红烧排骨、清炒茼蒿、蒜蓉荷兰豆、山楂糕拌鲜百合、凉拌穿心莲、烧茄子、丝瓜炒鸡蛋、番茄葱头、鸡丝炒青椒胡萝卜木耳丝、青红椒土豆丝、清蒸龙利鱼、红烧带鱼、黄花鱼炖豆腐、烧平鱼、清炖鸡块、黄豆炖猪蹄、红烧肉等。

注：副食搭配原则是一荤一素，兼顾蛋白质与维生素、纤维素的平衡；除了吃饺子以外均搭配副食。一日三餐的每餐均在流质食物中加入全安素3勺。

加餐：酸奶、应季水果或鲜榨果汁。

7

饭桌上的小秘密

“嚓、嚓、嚓”，我一下一下地切着土豆片，准备和柿子椒、胡萝卜配成一个菜。为了节省时间，我经常把好几样菜炒在一起，我认为这样既节省了炒菜时间又没减少吃菜的品种，一举两得。

当我把满满一大盘子菜端上桌时，父亲皱着眉头，像小孩子似的噘起了嘴：“这么多，哪年能吃完啊？”

“哪年？不多啊，这是一顿饭的量，这顿饭就得吃完！”

虽然我在做饭时已经使出了浑身解数，但是面对无论多么色香味俱佳、多么软烂的饭菜，父亲的饭量并没有明显的变化。我发现父亲总是被大量的食物“吓着”，浅尝辄止，夹几筷子后就拒绝再吃。怎么能让父亲多吃点呢？

一次看电视的时候，我发现父亲对电视里一小碟、一小碗的小吃赞叹不已：“这么秀气的饭菜，真精致。”我一下子受到了启发，改变了做菜的方式，将原先几样菜炒一大盘变成一样菜做一小盘。

这招果然奏效，当几个小碟小碗摆在桌上，每个餐具里也不再是满得冒尖的饭菜，父亲的心理压力明显减轻了。他像往常一样，在每个小蝶里夹几筷子。我暗暗发笑：原来一个菜，夹 3 筷子，现在三个菜，每个菜也夹 3 筷子，这就是 9 筷子啊！父亲在不知不觉中多吃了两三倍的菜。

受此启发，我把大块的食物尽量分割成小份，一份一份地递给他。比如切片面包，我都会提前把一片面包分成四份，每一次递给他四分之一。第一个四分之一抹上果酱，吃完了再拿四分之一，这次抹点酱豆腐。

等我再要拿四分之一片面包时，父亲看见了就开始摆手，而且很坚决地说："不要了，不要了，你别再给我了。"

这时候我就会把这四分之一再掰一半递给他。如果他还不吃，我就把这八分之一再掰一半，哪怕就剩一个指甲盖大小，也递给他。父亲不好意思再拒绝也就放到嘴里了。我的理念是：聚沙成塔、集腋成裘。每次多吃一点点，坚持下去也会有成效。

在吃菜的时候也是一样。我看父亲的饭快吃完了，就说："哎呀，剩那么多菜我也吃不完了，你再帮我吃一口吧。"对这种劝膳方式，有的时候父亲欣然接受，有的时候就不那么配合了。我只能说："菜剩下就不好了，容易产生亚硝酸盐。这顿吃不完可就浪费了。"

父亲是一个非常节俭的人，从来不允许浪费饭菜，哪怕一个米粒儿掉在桌上，他也会捡起来。所以，"别浪费"这个词也是我劝父亲能多吃一点的法宝。

吃饭顺序也很重要。父亲习惯先喝粥，但因为父亲的胃容量有限，如果先喝了粥，灌了个水饱儿，其他的东西就吃不下去了。所以我在吃饭前就把他必须要完成的"任务"先准备好，摆在他方便拿到的地方，而且我会劝他粥或汤现在挺烫的，等会儿再喝，先尝尝这个菜，或者是先吃点主食。不知不觉，父亲也就养成了"先吃干的、后喝稀的"的习惯。

有一次吃完饭，因为没什么急事，坐在饭桌上闲聊了一会儿。我下意识地就把手边儿的南瓜子抓了一小把摆在我俩面前，然后就一边儿嗑瓜子，一边儿聊天。我发现父亲嗑瓜子的技术还挺高。

他把瓜子壳嗑开后能够取出完整的瓜子仁，瓜子壳还不散，也不破，像一个张着嘴的小鱼。然后父亲很耐心地把空壳一个套一个连成一小排，再把两排空壳摆成一个人字形，像南飞的大雁阵，还挺好看。

“哟！您嗑瓜子的技术够高的呀，吃完瓜子仁，瓜子壳还能摆成工艺品！”

父亲也乐了，说：“现在不行了，手和嘴都不那么听指挥了，要不然会更漂亮呢！”

看着父亲的“艺术品”，再看看我眼前的一堆乱七八糟的瓜子皮。我突然感悟到：谁说老人、病人就只有病痛和悲伤，生活中的美无处不在。就看你是否愿意发现它、欣赏它。

我突然间就有了个想法：好好利用这茶余饭后，不再简单地以摄入营养素为目的，填鸭式地给父亲增加进食负担，而是把吃饭当作背景，把亲情和一切美好的体验注入饭菜中，让父亲不仅仅吃下蛋白质、维生素，还咽下爱和幸福。

为了能让饭后的这一小段时间更加充实，我去超市买来各种各样原来都认为是不那么健康的小零食。如小孩儿吃的小饼干、山楂条、巧克力、奶片、西梅、腰果。虽然量不多，不能大量地补充营养素，但边吃边聊，不知不觉也挺惬意。

每天吃完饭，我就找个话头跟父亲聊天。我先拿出两个小饼干，一人一块，陪着他吃完，然后再分享一小块巧克力；或者是一个奶片，两个腰果；再或者是一颗红枣、一块山楂条。这样算起来，虽然每次都是一小点儿，不会让父亲产生心理负担，但长此以往，不知不觉，也起到了补充热量和增加营养素的作用。

在吃饭中我还注意到，由于父亲年事已高，他的手在拿筷子或者勺子取食物的时候有时不那么准确，也经常容易掉。所以对一些不太容易夹或者有点汤汤水水的食物，父亲就尽量避免去吃，因为他是一个非常爱干净的老人，怕把食物的汤水都洒在衣服上不卫生、不整洁，又怕给我增加洗洗涮涮的负担。

发现这个问题以后，每次吃饭我把筷子和勺子都摆在他跟前，以利于他针对不同的食品选用不同的餐具。在几个一次性围嘴用完后，我又买了一个老人吃饭用的、可以清洗、反复使用的围嘴。

我把这个围嘴给老父亲戴上以后说："咱们有了这个围嘴，你就不用担心把饭掉在衣服上了，用完一擦就行了。这不是一次性的，您也别老心疼舍不得用。哪能因噎废食啊，咱们该吃什么吃什么。您现在不要怕夹不住，这是锻炼的好机会啊！您看歌唱家德德玛为了锻炼手的肌肉，为了锻炼协调能力，还专门去夹黄豆、夹绿豆呢，咱们不用专门去锻炼，在吃饭的时候就锻炼了。您要有意识地去夹那些难夹的菜，去多吃那些不好拿的东西，这样，您吃饭的本领会越来越大的。"

刚开始的时候父亲还是有点不习惯戴围嘴，但是慢慢地在我不断的鼓励中，父亲也逐渐接受了我的劝导，开始大胆地去夹菜、舀汤。如果他能够很精准地夹起一小块菜送进嘴里，或者吃完饭一看围嘴上没有撒什么饭菜，我都会及时鼓励他："老爹真棒！您看看现在有进步了吧，手是越练越灵巧，脑子也越练越清楚。您看这个兜兜上一点儿东西都没有，我可省事了！"

都说人老了就像小孩儿一样，真是一点儿不假。每次我夸父亲的时候，父亲脸上都会露出孩子似的笑容。

时间不知不觉过了半年，在一次帮父亲洗澡的时候，我猛然发现，父亲好像是胖点儿了。腿上和胳膊上的皮肤不再那么松弛，也不再像老粗布了。在皮肤与骨头中间，不知什么时候悄悄填充上了一些肉。

我赶紧拿出家里的体重秤：105斤！我有点不敢相信自己的眼睛，让父亲反复称了几次，还自己也站到秤上进行印证，结果是父亲真的长肉了，足足长了五斤多！

五斤对于普通人来说可能并不多，但这对我来讲就已经是天大的奖赏了。这说明父亲已经扭转了能量供给不足的状况，而且慢慢地在恢复。

看到父亲的体力确实比原来要好得多，精气神也越来越足，我心里的高兴劲儿就别提了。我拍拍父亲的大腿，又轻轻地摸摸父亲的脸，说："咱们现在长肉了，从一个老小孩快变成一个胖小孩了！"话音未落，父亲真的像个小孩子似的笑起来，露出了两排白白的牙齿。

小贴士：

少量多餐：可以有效减少每餐后胃肠道的负担，对许多慢性疾病患者，包括胃肠道疾病、肾脏疾病、代谢综合征等，都是有益的；不仅对于疾病患者，而且对于健康个体，特别是老年人都是有益的。

8

饮食调理“不听话”的肠胃

“上厕所！”父亲的命令简短而急促。

父亲一声令下，我条件反射地放下手里的活，以最快的速度把父亲扶进厕所，帮父亲脱下裤子，在父亲坐到坐便器上的同时，我随手打开洁身器的开关，这一切做得如行云流水，因为如果慢一点，父亲在腹泻期间，可能就会拉到裤子里。

父亲的脾胃功能差，不仅体现在吃东西少上，还有一个明显的标志就是容易腹泻和便秘。吃得一丁点儿不合适，一起同样吃饭的家人什么事儿没有，他就可能腹泻；不知道哪里吃不对付了，又会便秘。腹泻与便秘交替出现，也是一件很让人头疼的事。

父亲原本吃点寒凉的食物就容易便溏，再加上吃消炎药，就会腹泻得更厉害。消炎药是一个非常明确的引起腹泻的原因，父亲一旦腹泻起来是非常可怕的。

父亲吃消炎药一两天后大便次数开始增多，然后一天会腹泻五次以上，并且随着时间的推移，每天到厕所去得越来越频繁，达到一天十好几次，而且非常急迫，只要肠子一蠕动，一有感觉就必须马上上厕所。动作稍微慢一点就会憋不住拉到裤子里。有的时候感觉仅仅是放了一个屁，也会不知不觉中带出稀屎弄脏裤子。

夏天还好办，多准备几条内裤就行了，可冬天弄不好还会污染到秋裤或毛裤上，处理起来很麻烦。这让父亲非常烦恼，也令我非常不安。如果仅仅是换洗衣物倒也罢了，好不容易吃进去的营养还没来得及吸收，就排泄出去了，可是大事。

他的消炎药一吃就是两周，我也曾问过医生能不能少吃点，医生说如果吃不够两周，不能彻底消灭原来的细菌的话，非常容易耐药。我说那父亲腹泻怎么办呢？医生说："消炎药在消灭致病细菌的同时，也杀灭了肠道的有益菌。只能补充有益肠道菌群试试。"

这句话让我顿开茅塞：给父亲吃补充肠道有益菌群的药，外加酸奶！

原来我给父亲的加餐里也有酸奶，但只是为了增加蛋白质。在冬季气温比较低的时候有时担心酸奶太凉，就用奶片等替换。现在有了需要增加肠道有益菌这一目的，酸奶就变成了每天必不可少的辅食。补充肠道有益菌的药只在吃抗菌药时配合使用，酸奶作为食品可以天天吃。

为了解决酸奶太凉的问题，我都提前两三个小时把酸奶从冰箱里拿出来，放到常温以后再让父亲吃。而且在吃酸奶前后也有意识地配一些温性的食品，如做菜时多放点姜，熬粥的时候放一些桂圆、大枣等。饮食上减少能刺激肠道蠕动纤维素的摄入，增加山药、芡实、烤面包等有健脾止泻功能的食材。

采取了这个措施以后，父亲吃消炎药的时候还会有一些腹泻，但是程度已经大大减轻。大便的次数也就是三四次，没有超过五次，而且基本能够控制得住，也不至于还没走到厕所就失禁。

便秘往往是紧跟在腹泻之后发生。为了对抗腹泻，我在饮食上有意识增加温热的、有涩肠止泻功能的食品，如牛肉、山药。这些食品在吃消炎药的时候起到了良好的作用，显现出来的结果是能减轻腹泻的程度，但是当消炎药停药以后，刺激肠道的因素消失了，而这些食品继续发挥着作用。虽然作用温和，对正常人不会有太大影响，但是对父亲就会引起便秘。

便秘本身不那么可怕，可怕的是父亲手术以后还得了腹股沟疝气。便秘对疝气来说是危险因素。为此我还专门咨询过外科专家，听大夫说腹壁肌肉强度降低，腹内压力增高是引起腹股沟疝的主要原因。老年人因咳喘、便秘、前列腺增生导致的排尿困难等疾病，致使腹压升高，为疝的形成提供了动力。

最理想的情况当然是手术，但是父亲由于做过腹腔大手术，微创手术已经不可能了，而且父亲的年龄这么大，再进行传统的开腹手术风险也不小，综合考量后大夫建议采取保守治疗的方法。为了控制疝气的发展，我给父亲买了疝气托平时佩戴，但无论怎样，避免腹压增大也是非常关键的一步。这就意味着要尽量避免便秘。

事情往往就是这样充满矛盾。一方面是父亲胃肠功能差，对食物的适应能力差，稍微有一点不合适就可能引起腹泻或便秘；但另一方面疝气又要求不能出现便秘的情况。对于脾胃功能不好的父亲来讲，既不能让他腹泻，又不能让他便秘，保证排出不软不硬的完美的大便是父亲维持基本健康状态的硬性要求，谈何容易！

是药三分毒。不能长期靠吃药解决排便问题，我只能靠饮食来调节父亲的胃肠道功能。于是我就开始研究能够柔和涩肠、通便的食谱，并且要在吃药、停药的前后进行无缝对接。

为了通便，我受中药麻仁润肠丸的启发，“研制”了一款黑芝麻包子。把黑芝麻炒香碾碎，再放一点红糖，包入发好的面中，蒸成小包子。黑芝麻不仅能润肠通便，还有滋补肝肾、养精血的作用；红糖除了调味以外，还具有益气补血、健脾暖胃、缓中止痛、活血化瘀的作用。这两者配合，既润肠通便又有营养。

副食方面我有意识地运用纤维素来缓解便秘。纤维素是每日饮食中很重要的一部分，分为可溶性纤维和不可溶性纤维。

不可溶性纤维是一种不能溶解于液体的纤维，但它可以吸收液体并在消化道内变得膨胀，这有助于加快物体在消化道移动，并清除内壁上的粘连物。蔬菜是最好的不可溶性纤维来源，如菠菜、油菜、芹菜等。

可溶性纤维可以溶解于液体，在消化道转变为凝胶形式，它的吸水量大于不溶性纤维，常见于水果，如苹果。魔芋也是含丰富可溶性纤维的一种良好的能通便的副食品。

什么时候开始吃、吃多少也是个“技术”活儿，必须密切关注父亲的大便情况。如果停消炎药后腹泻次数没减，但是大便基本成型的情况下，就要考虑开始少量摄入富含纤维素的蔬菜、水果进行预防了，如炒个醋熘土豆丝配一个鸡丝芹菜；如果大便次数减少了，就要逐渐增加纤维素的摄入，可以是炒圆白菜配菠菜炒鸡蛋；如果大便继续变干，就加上蜂蜜水；饮食调节便秘的最后一招，是每天加一根海参，通过海参滑肠的副作用来解除父亲的便秘情况。

一旦调整到大便每天两次左右、大便形状良好、排便也很痛快、两三分钟之内就能便完的时候，如何保持这个状态，在饮食上也要仔细拿捏。这就需要在饮食搭配上下功夫。

如果今天吃酱牛肉，可能酱牛肉的温性就会引起便秘，那就要有意识地搭配冬瓜或黄瓜等凉性蔬菜；如果今天吃鱼、丝瓜等偏寒凉性的食物，那就要有意识在做菜时放些生姜中和一下，或在粥里面加一些温补的药食同源的材料，如枸杞、桂圆肉。

同样是炒冬瓜，每次放不放姜、放多少姜都根据具体情况决定，目的是达到饮食的寒热平衡。

我们家的饭菜摆到桌上看起来都是普普通通的饭菜，但是这里面搭配的奥妙只有我知道。父亲受益自不必说，连保姆也跟着受益。来我们家的保姆可能因为她们之前条件不允许，饮食不讲究，来的时候基本上都有便秘的毛病，有的严重的一周也不大便一次，急了就吃泻药。但是在我们家一段时间以后，她们的通便都得到了明显的好转。

“该上厕所了。”父亲的声音洪亮而柔和。

“等一下，我把手里的这点儿活弄完就来。”现在，我已经不用像以前那样听到召唤立马放下一切，冲到父亲面前协助他上厕所了，因为他的大便在绝大多数情况下正常了。

小贴士：

慢性腹泻的饮食注意：

1. 应摄入高蛋白、高热能饮食，以补充人体因长期腹泻所消耗的能量，改善贫血和营养不良状态。禁用牛奶、蔗糖等易产气的流质饮食。有些患者对牛奶不适应，服牛奶后常加重腹泻，要慎用。

2. 摄入低脂肪和低食物纤维，如大米粥、藕粉、烂面条、面片。每日脂肪供给量为 40g 左右，过多脂肪不易消化，且脂肪酸可刺激肠蠕动。低纤维素可减少肠蠕动刺激。

3. 充足的水分和丰富的维生素及矿物质：每天供水 2000 ～ 3000ml。应供给足量的维生素，尤以 B 族维生素及钾的补充为重要，可选用牛肉汁、果汁、黄豆、菠菜等。

4. 饮食禁忌：忌肥肉、坚硬及含粗纤维多的蔬菜、生冷瓜果、油脂多的点心及冷饮等，如火腿、香肠、腌肉，忌食刺激性食物，如辣椒、酒、芥末、咖喱等。

9

润物无声的中医食疗

一天晚上，父亲睡下后，我坐在客厅想着明天的安排，想着想着竟然不知不觉地发起呆来。静谧的夜晚，除了家里闹钟的滴答声，周围一片寂静。突然，父亲的屋里传出了鼾声。我关上客厅的灯，悄悄打开父亲的房门，那一阵阵、一声声连绵不断的鼾声顿时清晰起来，是那样的温馨而醇厚，凝重而悠扬。

窗外洒进来的月光照在父亲的脸上，他平躺着，脸上的皱纹在暗淡光线的修饰下像一条条长短不一、形状各异的沟壑，我不禁感叹，在那一条条沟壑中流淌过的是父亲这一辈子经历的艰难岁月和似水的年华啊！他的嘴微张着，喉结随着节奏上下移动着，空气就从这嘴里被吸进去又吐出来，形成了高高低低的鼾声。

我就这么看着父亲，正被他的鼾声的节奏所吸引，猛然间他的鼾声被几声干咳所打断，过了几秒钟之后，鼾声再起。我在父亲的床边听了一会儿，每过十几二十分钟，父亲就要咳嗽一下或嗽嗽嗓子。我被这个发现提醒了：

父亲的咽炎是不是和他晚上睡觉张嘴打呼噜有关呢？张嘴睡觉对黏膜确实会有损伤啊！

父亲不抽烟、不喝酒，平日里话也不多，但是最近一两年却遭受慢性咽炎的困扰。经常感到嗓子发干、发痒，有时还会产生刺激性的咳嗽。因为这些都是“小毛病”，所以一直也没太在意。可最近一段时间又添了一个症状，总是嗽嗓子，觉得嗓子有痰又咳不出来。我在家里开了加湿器、给他含枇杷膏，都没什么明显的效果。

如果真是晚上张嘴睡觉引起的慢性咽炎，这个病因一时半会儿又去不掉，怎么减轻父亲的症状呢？

自从学习了营养学知识，我除了注意营养素与热量的合理摄入，在饮食调理上又有了更高的追求：我想运用中医理论让食物插上治疗的翅膀，我想到了中医食疗。

我毕业于北京中医药大学中药学专业。上学的时候系统学习过中医基础理论，知道食物与中药是同一来源，二者皆属于天然品。数千年来，在中医产生与发展的过程中，药食同源、食药同理、食药同用已经成为不可否认的事实。

扁鹊说：“为医者当需先洞晓病源，知其所犯，以食治之，食疗不愈，然后命药。”也就是说，医生应该知道引起疾病的原因，先用饮食调理，饮食调理不好的，再用药来治疗。我决心用食疗试一试。

慢性咽炎在西医里是一个病名，而在中医里则分为肺肾阴虚、脾肾阳虚、痰火郁结三种证型，治法也有较大区别，分别为养阴利咽，化痰散结；滋阴降火，润燥利咽；温补脾肾，引火归原。父亲的咽炎属于脾肾阳虚，兼见肺肾阴虚型。阳虚需要温热性的食物助阳，阴虚需要寒凉性食物滋阴润燥。

因为父亲脾胃功能不太好，饮食上我尽量避免太热、太寒凉的食物。我找出平性及凉性的入肺经的食物，有白萝卜、胡萝卜、冬瓜、蜂蜜、百合、梨，用它们滋阴降火，润燥利咽；再找出平性及温性归脾肾经的食物，如栗子、大枣、鸡肉、豇豆、海参、羊肉、黑豆、黑芝麻、生姜、大葱、土豆、扁豆、豌豆、牛肉等，用它们温补脾肾。

可这些食物怎么吃效果更好呢？

首先要对证下“药”。

如果父亲的咽炎阴虚肺热症状较明显，嗓子干、疼，脸色发红，就可以选用百合炖雪梨，梨甘凉入肺、胃经，可以生津润燥，清热化痰。百合甘平入心肺经，可以润肺止咳，清心安神。百合与梨相配，再加些凉性的冰糖，可以共同发挥清肺热养肺阴的功效，起到相互加强的效果。但单吃百合雪梨过于寒凉，需要在饮食上搭配温中健脾益肾的食物，如熬点儿小米栗子粥，在菜中多放些葱、姜等，以固护胃气，防寒凉伤胃。

一次，父亲反映最近嗓子又干又痒，我用手电照着父亲的嗓子眼看了看，他的嗓子不红不肿，还略带淡白色，我摸了摸他的手，感觉他的手有点凉，问他：“您的脚感觉凉不凉？”

“凉啊！不仅脚凉，最近腰酸腿软也比较明显。”

联想到父亲最近大便有时溏薄，判断父亲目前属于脾肾阳虚引起的咽喉不适，温补脾肾更能针对病因，我做了栗子炖鸡这道菜。

父亲看我炖了鸡，说：“我这嗓子不舒服，是不是上火了，你还给我补，会不会越来越厉害啊？”

我说：“您这次嗓子不舒服不是上火了，是脾肾的阳气虚了，肾水不能气化上达咽喉，所以难受。我给你补补脾肾。不过你放心，为了达到阴阳平衡、寒热调和，避免温热太过引起便秘等副作用，您看我还做了个炒冬瓜。”

食物的配伍应用基本依照药物配伍的“七情”理论，药物的相互作用分为相须、相使、相畏、相杀、相反，食物配伍简单来说就是协同作用和拮抗作用，此外还有散收同用，寒热并调，攻补兼施。

饭桌上我经常给父亲讲讲食物的中医特点。如萝卜有白萝卜和胡萝卜两种。

“爸，您知道今天为什么吃白萝卜吗？”

“为什么？有白萝卜呗！”

“才不是呢，白萝卜辛甘凉，入肺，胃经，能消食化痰，下气宽中，但也能减弱补气类食品的功效，如果担心肉类滋腻不好消化，就正好利用白萝卜行气的功效来减轻滋腻的程度，这是药物配伍的七情理论中相恶的体现。”

“白萝卜、胡萝卜都是萝卜，照你的说法这两种萝卜也肯定不一样。”

“对喽，胡萝卜甘平入肺脾经，功能健脾化滞，润燥明目。如果需要加大补益力度，那就选胡萝卜和肉一起用，这是药物配伍的‘七情’理论‘相须’‘相使’的体现。食物的配合使用，无论是食物的品种还是使用的量，都需要根据具体情况灵活掌握。”

其实父亲除了咽炎以外，还有许多“小毛病”。我从医学角度冷静客观地分析父亲目前的许多症状，主要还是因为身体的衰老造成的，即使吃药对症治疗也只是暂时缓解，不能彻底解决，还要承担药物的副作用，不如从饮食上调理。

人类虽然不能违背生老病死的自然规律，但是经过努力，可以把这一过程延缓。从中医养生抗衰老所确立的治则来看，多从补益肺、脾、肾方面入手，这也和父亲的体质相吻合。具有补益肺、脾、肾的食物主要有：扁豆、豌豆、薏米、小米、黑豆、黄豆、核桃、大枣、栗子、龙眼、莲子、山药、藕、芡实、山楂、乌梅、百合、杏仁、黑芝麻、枸杞、萝卜、大蒜、苹果、蜂蜜、蘑菇、银耳、木耳、南瓜、紫菜、海带、海参、猪肝、牛肉、鸡肉、鸭肉等，这些食物经过搭配，都经常出现在我家的餐桌上。

每当我在餐桌上给父亲介绍饭菜的食疗作用和搭配的“秘诀”，他都会大发感慨：“我这不仅是有个保健医生，还有个御膳房的大师傅啊！”

有时候我劝父亲多吃点这个、多吃点那个，父亲会说：“我这五脏六腑补得够多了，我看再吃也就这样了，你也别太费劲了。”

我赶紧劝他：“我做还没做烦呢，您就吃烦啦？食疗可是慢功夫，那是一辈子的事呢！”

食疗不同于药疗，不会在短期内看到立竿见影的效果，需要久久为功，就像不良的饮食习惯会在很长一段时期后对人的健康产生不利影响一样，正确恰当的饮食也需要日积月累的用心搭配，随时根据气候和身体状况不断调整，才能保持人体的阴阳平衡。

父亲的咽炎虽然没能痊愈，但症状慢慢地在不经意间有所减轻，有时感觉嗓子不舒服了，才意识到好像已经有一段时间嗓子没什么症状了。父亲的咽炎就这样时好时坏、断断续续。每次嗓子不舒服时就重点做对咽炎有好处的食谱，过一段时间症状减轻了，又去调理身体上其他的不适。食疗既不能急功近利，也不能放任自流，既不能夸大它的作用，也不能忽视它调理人体机能的作用。

我体会中医食疗和西医的营养学不同之处在于，它引进了中医理论，赋予了食物寒热温凉的性质，审病求因，针对性更强，对于调节人体的一些小偏差引起的症状更有优势。

小贴士：

古人把单味药的应用同药与药之间的配伍关系总结为七个方面，称为药物的“七情”。

1. 单行：单行就是指用单味药治病。病情比较单纯，选用一种针对性强的药物即能获得疗效。

2. 相须：即性能功效相类似的药物配合应用，可以增强其原有疗效。如石膏与知母配合，能明显地增强清热泻火的治疗效果。

3. 相使：即在性能功效方面有某种共性的药物配合应用，而以一种药物为主，另一种药物为辅，能提高主药物的疗效。如补气利水的黄芪与利水健脾的茯苓配合时，茯苓能提高黄芪补气利水的治疗效果。

4. 相畏：即一种药物的毒性反应或副作用，能被另一种药物减轻或消除。如生半夏和生南星的毒性能被生姜减轻和消除，所以说生半夏和生南星畏生姜。

5. 相杀：即一种药物能减轻或消除另一种药物的毒性或副作用。如生姜能减轻或消除生半夏和生南星的毒性或副作用，所以说生姜杀生半夏和生南星的毒。由此可知，相畏、相杀实际上是同一配伍关系的两种提法，是药物间相互对峙而言的。

6. 相恶：即两种药物合用，一种药物与另一药物相作用而致原有功效降低，甚至丧失药效。如人参恶莱菔子，因莱菔子能削弱人参的补气作用。

7. 相反：即两种药物合用，能产生毒性反应或副作用。如“十八反”“十九畏”中的若干药物。

10

父亲与保姆

“我回来啦！”像往常一样，我一边进门，一边报到。

还没等我问父亲今天感觉怎么样，父亲就冲我招招手，示意要跟我说点什么。

我莫名其妙地赶紧凑过去，俯下身。父亲把手拢在他的嘴边小声跟我说：“告诉你一个消息，今天是小 C 的生日。你赶紧去买个生日蛋糕。”

小 C 是我家的保姆，此刻正在厨房里忙活。我会心地点了点头，顾不上多问，说：“爸您放心吧，我这就去办。”

我进厨房，跟保姆打个招呼，告诉她，我出去一下，让她留心一下我爸，就急急忙忙出了门。

到了离家不远不近的西饼店，我发现定制蛋糕已经来不及了。好在正赶上“七夕”前夕，西饼店大搞节日营销，准备了多款小型的奶油蛋糕。我选了一款寓意合适的蛋糕，蛋糕上除了裱有心形图案和玫瑰花朵，还配有草莓、猕猴桃等水果，既实惠又漂亮。

我小心翼翼地捧着蛋糕回家，生怕路上不小心把奶油花朵和水果碰坏了。回家以后我没吭声，把蛋糕悄悄地放在餐桌不起眼的位置上。

然后，我就像没事人一样，问父亲喝水不喝水，到厨房看看饭菜准备得怎么样，需要不需要我帮忙。

开饭了。等大家都入座了，父亲给我递了个眼神。我从桌子上像变戏法一样端出了蛋糕盒。

父亲说："小C，祝你生日快乐！"

小C愣了一下，随即回过神来，把手放在父亲的肩上轻轻地推了推，说："大叔的嘴怎么这么快呀！我打电话你听见啦？"

父亲并没有回答小C的问话，而是张罗着："买蛋糕的时候要刀子、叉子和盘子了吗？"

我说："给了给了。现在商家服务可好了，只要买蛋糕，不用你说，人家自动就把全套的餐具给你装袋子里了。"

"那就别看着啦，来，小C，切蛋糕，许个愿吧！"

小C拿起透明的塑料小刀，左右端详着蛋糕，却迟迟不下手。

"这个蛋糕太漂亮了，我真舍不得把它切了。以前在家过不过生日，好像也没太当回事。但是出来以后，在外边打工这么多年，越来越觉得过节、过生日时，心情和平时不一样。在外面没人给你过生日，我已经都多少年没过过生日了。今天大叔想着给我过生日，我心里真的特别激动。"

我把头转向父亲："对了，爸，我一直没顾上问，您怎么知道小C的生日的？"

小C接过话，替父亲回答道："肯定是我们公司的主管给我打电话，祝我生日快乐的时候，让大叔听见了。"

我说："咱们别给蛋糕相面了，赶紧吃吧！你要舍不得下手，可以拍个照片留着以后慢慢看。"

小C说："对对对，你不提醒我都忘了，幸亏刚才我没舍得切。"

随后她拿出手机，拍照、发朋友圈。

"好啦，咱们吃饭吧。谢谢大叔、大姐！"

父亲说："谢什么呀，你到我们家来，给我们帮了这么大的忙，你对我照顾得又这么好，应该感谢的人是你啊！"

小C的脸涨红了，她虽然嘴上没说出什么，但可以看出她内心的激动。

饭还没吃完，小C的手机微信接二连三地响了起来，都是看了她发的朋友圈之后的回音。她脸上的笑容越来越灿烂："我老公和儿子都祝我生日快乐了，还都给我发红包了！"然后略带嗔怪地接着说："他们看了可能不好意思了，我要不发，他们才想不起来我过生日呢！"

一个生日蛋糕带给了小C很长一段时间的幸福回忆。

从开始用小时工到住家保姆，父亲一共经历了好几任家政人员。对每一个人，父亲都是发自内心地尊重、尽量不给别人添麻烦和真心诚意地相待。无论以前的保姆因为什么原因离开我们家，但没有一个人是因为对父亲不满意而离开的。

每次新保姆来了之后，父亲怕她们不适应陌生的环境，都会主动和她们聊天，介绍家里的情况，甚至给她们讲故事、猜谜语，让保姆很快消除拘谨。父亲也从不用命令的口吻和人说话，"谢谢"是父亲经常挂在嘴边的词。

人心都是肉长的，我用我观察父亲身体细微变化的眼睛看到了以下的一幕又一幕：

冬天，在准备陪父亲出门前，小C会不经意地把手探进父亲的后背，摸摸他身上有汗没有，如果有汗，一定要把汗擦干才出门。

在公园里，随着太阳的光线调整父亲坐的位置，冬天找有太阳的地方，夏天找阴凉，在春天、秋天，父亲的轮椅会从阳光处逐渐转入树荫下。

在给父亲洗脚的时候，她每次都先把自己的手放到水盆里，试试水温合适了，才让父亲把脚放进去。

父亲皮肤瘙痒严重的季节，她每天都会在父亲上床后，给父亲的腿上、胳膊上涂上保湿油，一遍一遍地按摩，既解痒，又能让油渗入皮肤，不污染衣物。

在冬天的早晨，我发现父亲的身上多出一床小被子，原来是她上厕所时觉得冷了，担心父亲睡着了被冻着，给父亲加了被子。

父亲病情变化的时候，我因睡不踏实，夜里多次能感受到她起身观察父亲时手电的亮光……

每当我看到这些，心里都非常感动，也非常欣慰。这些看似随意的小动作，包含着保姆对父亲的精心呵护，体现着家政人员时时刻刻留意和关心着老人。正是因为她们的尽心尽责，才能让我和爱人在单位放心地、全心全意地工作。

当然，父亲和保姆之间也不是一点矛盾也没有，最大的问题出现在吃饭的口味上。

小 C 是北方人，吃饭的口味比较重。刚来的时候，每次她把饭菜端上桌，父亲都告诉她，下次可以再淡一点。其实父亲说这话的时候，我明白他已经觉得咸得不能凑合了。可是小 C 却不以为然：“我因为出来时间长，在老家口味已经算很淡了。这还咸呀，我几乎没怎么放盐。”

后来的几天，每次把菜一端上桌，小 C 都说：“大叔你尝尝，看看今天的咸不咸？”

我发现，只要父亲表示满意，小 C 就几乎不怎么吃菜了，我猜是菜太淡了，她咽不下去。但就这样，我家饭桌上的菜依然保持很淡的口感。

吃饭可是个大问题，这个矛盾不解决，时间长了终归会引发严重后果。

我和父亲商量，父亲说：“你们在出锅前先给我盛出一点后再放盐，随便放，行不行？”

尝试的结果是，许多菜都不能临出锅前再放盐。

一次我去超市，不经意间转到了调味品的货架前，眼前的酱豆腐、咸菜让我眼前一亮。

从此我家的餐桌上，各种咸菜、咸鸭蛋不断。从王致和的酱豆腐到六必居的各式酱菜，从涪陵榨菜到宜宾芽菜，从“老干妈”辣酱到黄豆酱，品种之丰富让小 C 非常高兴。

从此，饭桌上不仅摆着父亲的清淡如水的病号饭，还增加了各式咸菜，咸的、辣的、酸甜的，脆的、软的、劲道的，口味丰富，各自满足，各得其所。

小贴士：

我的体会：人与人和谐相处，互相尊重、互相理解必不可少，但也要善于发现矛盾并及时解决矛盾。让任何一方长期克服与奉献都是不现实的，也是不可取的。

第五章

用心爱护

1

祸不单行，又骨折了

2018年11月初，在距离快供暖气的前几天，北京的天气跟示威似的，格外寒冷。

早上，我一爬出温暖的被窝，就冻得打了个冷战，一个激灵立马就清醒了。我不情愿地穿上冰凉的衣服，硬着头皮又走进比卧室更冷一些的厨房，热上早点后习惯性地去服侍父亲起床。

由于怕父亲因为天冷着凉，我一边扶他起床，一边用眼睛瞄着昨晚准备好的衣服，甚至已经准备腾出一只手，只等父亲坐起来就拽过来给他披上。可是当我去扶他的时候却发现分外吃力，他自己一点劲也使不上，而且随着我使劲搬动他，父亲发出“哎哟、哎哟”的声音。

“不行，不行，轻点，腰疼！”父亲皱着眉头，面部表情非常痛苦。

我赶紧松了手，让父亲保持平卧的姿势，一连串地发问：“怎么了？”“怎么个疼法？”“什么时候开始疼的？”“昨天夜里疼了吗？”

父亲说：“昨晚上躺下的时候还没事，就刚才要起床这一下感觉挺疼的。

躺着不疼，一动就疼。”

我说：“那您别使劲，我慢慢再扶您起来试一试。”

我为了便于使劲，索性爬上床蹲在父亲对面，用我的两只手托着父亲的腋下往起架，但是发现仅靠我双臂的力量根本架不起来。我又试着立在父亲一侧靠近他大腿的位置，一条腿站在地上，另一条腿跪在床上，一只手搂着父亲的后背，另一只手护着父亲的腰，靠我的腰劲和体重向后仰，顺势把他往起搬。

终于，父亲咬着牙，配合着我，总算坐起来了。他和我的头上都冒出了细细的汗珠。

我慢慢地松开手，问道：“现在感觉怎么样？”

父亲说：“就起来那一下子特疼，起来了就不疼了。”

听到这，我心里稍稍放松了一点。由于早晨时间比较紧张，我也只能按惯例将一些事情安排好以后，就急匆匆上班去了。

到了单位，赶紧去咨询骨科大夫。

“大夫，我父亲早上起床剧烈腰疼，可能是什么情况？”

大夫问：“摔跤了吗？”

“没有，没磕没碰，我一直像保护大熊猫一样保护着呢。”

“以前有过这种情况吗？”

“以前有腰肌劳损，但没这么严重。”

“一直疼还是有不疼或疼得轻的时候？”

“不是一直疼，就是一起一落疼，一旦起来以后就不疼了。坐着、直立、走路、躺着疼痛都不明显，但只要一变姿势就疼。”

大夫说：“根据你的描述，腰椎压缩性骨折的可能性大，但要确诊必须照个磁共振。”

“如果确诊了是腰椎压缩性骨折，怎么治啊？”

“首先看压缩程度有多大，低于腰椎高度三分之一的可以考虑保守治疗，高于腰椎高度二分之一的需要手术。”

“保守怎么治？”

“绝对卧床、制动，时间为 3 个月，大小便都要在床上解决，不能坐起来或者下床行走。如果起床活动易发生腰椎继续压缩，就是说，起来一次压缩一次，后期产生后凸畸形。”

“那手术呢？”

“通过局麻微创方法，在压缩骨折部位注射骨水泥，从而维持椎体高度，减轻骨折疼痛。术后很快就可下地活动，现在这种手术很成熟，对骨质疏松性的压缩性骨折，推荐进行微创手术治疗。”

“我真拿不定主意了，您觉得我父亲应该采取哪种方法呢？”

“老年人长时间卧床会导致一系列严重的并发症，比如坠积性肺炎、下肢深静脉血栓、压疮等导致身体脏器和功能严重衰退的疾病。而且老年人的压缩性骨折大多数是由于骨质疏松引起的，如果想使老年人自己骨性愈合，需要很长的时间。如果身体条件允许，可以考虑手术治疗，这样老年人就可以早期下床活动。”

“我怕老爹不同意再住院动手术，上次那个大手术给他吓怕了。”

“那也可以先观察观察，在关注疼痛的同时要观察腹部胀气和排便情况。因为腰椎骨折以后会形成后腹膜血肿，会影响肠蠕动，严重的会引起肠梗阻。”

回到家，父亲果然断然拒绝手术方案。

我只好尽最大的努力来减少父亲由于活动对腰椎造成的压迫。尽量减少父亲起、坐、卧的次数，不得不起床和躺下时，我都让父亲用双手搂住我的脖子，我再用双手托住他的腰，靠我的力量帮助他一点一点地起来和落下。起床时，我俩就像钟表的指针，从 9 点位置慢慢地滑向 10 点、12 点，躺下时，又从 12 点位置慢慢地滑向 9 点。即使这样，父亲的腰还是会短暂地剧烈疼痛。

两三天过去，父亲的腰不仅没有丝毫好转的迹象，而且发展到晚上翻身、坐一会儿后都感觉很疼，不仅影响到了睡眠，而且还出现了食欲减退、腹胀的情况。

不能再拖下去了，我又一次“先斩后奏”，替父亲去医院看病，开了磁共振检查单。

父亲的随和与忍耐力又一次救了他。

虽然他百般地不愿麻烦，甚至“恐惧”再去医院，但当我把他的病情与我的决定告诉他时，他是那么平静地接受了，他把一切焦虑与不安都放在了心底，在他脸上看不出一丝异常。“既来之，则安之”，这是父亲晚年的人生信条。

陪父亲去医院照片子。检查结果果然是第一腰椎压缩性骨折。

一切按部就班，住院、检查、手术、恢复，等待出院……

在出院前一天的晚上，正巧赶上父亲的主治大夫值班，有了第一次住院的经验，我赶紧抓住机会进行骨科知识“扫盲”。

“大夫，我父亲没摔没碰怎么也骨折了？今后在家怎么预防啊？”

“腰椎压缩性骨折，说白了就是椎体纵向被压扁了，老年人骨质量、骨密度、骨强度下降，轻微的损伤如乘车颠簸、咳嗽或打喷嚏都有可能会引起压缩性骨折，不一定非得剧烈冲击。老年人这种情况很多见。”

“那这次打骨水泥解决问题了，按照您说的，骨质疏松了，各个骨节都酥了，再折了怎么办？”

“这一节打完骨水泥以后肯定不会出问题了，它比别的地方都结实、都硬，但与它相邻的两节脊椎还有可能出问题。到那时候也只能再打骨水泥，我们这儿有些病人因为反复骨折都打了五六次骨水泥了。”

“大夫，我父亲骨质疏松到这种程度了，还有可能再补上吗，吃钙片管用吗？”

大夫笑了笑，说：“钙片可以吃一点，但能吸收多少就不好说了。老年人身体维持着脆弱的平衡，钙离子浓度太高对心脏的影响也不可忽视。尽量食补吧，多晒太阳，目前真没有什么太好的办法。”

父亲的骨折让我也认清了一个现实：高龄老人不仅骨质疏松了，身体各项功能都在一天天衰退，在任何你意想不到的地方，都有可能出毛病。这是每一个老年人和家属都必须面对的问题。

这个世界上没有长生不老、返老还童的灵丹妙药，只有细心、耐心和爱心的呵护，才是帮助老年人抵御危机的盾牌。

从此以后，我把“慢”这一理念不断地灌输给父亲和保姆，我家经常会出现电影里的慢镜头：起床时，慢一点再慢一点；往轮椅上坐下去时，柔和些再柔和些；遛弯时，除了注意脚下，还避免让他突然转头看什么景致，“小心驶得万年船”嘛！

小贴士：

如何判断是否骨折：

一般情况，外伤是引发骨折的主要原因，但老年人骨质疏松严重，轻微受力也会出现骨折，如跌倒、坐空、咳嗽、打喷嚏、挪动沙发、手提轻微重量的物体，躲避下坠物体，甚至拍蚊子的动作都有可能出现骨折。当腰部骨折后只能平卧而不能坐位，或者坐了一段时间再想平卧，改变姿势的过程中出现剧烈疼痛、不敢咳嗽、便秘等均应考虑已发生骨折。采用简单的叩击法也有助于骨折判断。

老年人痛觉神经不太敏感，这就使得老人骨折后疼痛不会太明显或症状会明显滞后。所以，老年人一旦发生摔跌伤或功能受限，都应引起重视，不要存在侥幸心理，更不能怕麻烦，要及时到医院进行检查。

2

耳朵的抗议

我轻轻地打开父亲的房门，蹑手蹑脚地走到父亲的床边。看着他睡得香甜的样子，真不忍心叫醒他。

我先轻轻地动了动他的手臂，没反应；又摇了摇他的肩膀，还是没反应；不得已，用手摸了摸他的脸，父亲下意识地用手挠了挠，继续呼呼大睡。

父亲骨折手术出院后，回到了熟悉的家，又躺到了熟悉的床上。不知是解除了排尿的困扰，心情放松了，还是身体经过折腾后太虚弱、太疲惫，不仅睡觉睡得香，而且睡眠时间还很长，能从晚上 9 点一觉睡到第二天早上，如果不是因为我要上班而去叫醒他，他能继续睡下去。

对此我的看法是：能多睡就多睡，睡觉有助于身体恢复。我庆幸父亲这么大岁数了还能有良好的睡眠。

过了一个多星期，父亲的睡眠时间缩短了，睡得也没那么沉了，早上我去叫他的时候他已经醒了。开始我以为是他的觉已经补足了，但他说是因为耳朵压得不舒服，睡不着了。

一开始我没当回事，可是接下来的几天，父亲都在跟我说睡觉时耳朵压得疼。父亲忍耐性很强，平时轻易不表达身体上的不适，如果他连续不断地跟我反映同一个问题，那就肯定是真有问题了。我反复检查了父亲一直用的荞麦皮的枕头，没什么问题啊，换了个非常松软的乳胶枕，情况仍未得到改善。

直到有一天，我顺手帮助父亲戴助听器的时候，手刚一碰到他的耳郭，他说："你轻点儿，挺疼的。"我仔细看了看父亲的耳朵，除了皮肤略微有点红以外没什么异常。我下意识地用拇指和食指轻轻地捏住父亲的耳朵，本想判断一下他耳朵疼痛的位置，可几秒钟后松开，却发现原本发红的皮肤没有经过变白再恢复红润的过程，一直是红色的。这时我脑海里突然浮现出了父亲刚出 ICU 时的场景：

当时父亲刚刚进入普通病房，护士长就带领好几个护士来做患者评估。只见她第一件事就是掀开父亲的衣服查看后背、骶部和脚后跟，并对随行的护士说："你们看患者骶部，皮肤已经发红了。"一边说还一边反复用手按压皮肤，然后交代："老爷子虽然现在皮肤还没出现指压不变白的红斑，但躺的时间长，要重点关注和预防压疮。"

我知道压疮的危害，一听到护士长说"压疮"两个字就警觉起来，心想一定要积极预防，千万不能让父亲得压疮。

因为父亲自己能翻身，也能下地活动，只是体力差，坐的时间比较长，我把重点放在了臀部，给他买了一个防压疮坐垫，方形的，接触骶尾部的地方是空的，可以减少压迫。这个防压疮垫不仅可以放在沙发上，放在轮椅上也正合适，所以除了睡觉，这个防压疮垫和父亲形影不离。我密切观察了一段时间，父亲的皮肤一切正常，渐渐地"压疮"这个词离我也越来越远了。

可这一次，父亲的耳朵疼是压疮的前兆吗？和他刚出 ICU 时的骶部皮肤情况一样吗？我的判断对不对？耳朵能得压疮吗？我赶紧又开始恶补有关压疮的知识。结果是“不看不知道、一看吓一跳”。

压疮是由于局部长期受压，导致局部出现缺血、营养不良，出现皮肤溃烂坏死的情况，是很多卧床患者的常见并发症，所以又叫压疮。压疮容易发生在骨骼隆突处，如骶尾部、脚脖子等部位，但不同体位下身体各个部位所承受的压力大小不同，容易发生压疮的部位也有不同。比如说平卧的时候易发的部位是后脑勺、肩胛部、骶尾部、足跟部；侧卧的时候易发部位为耳郭尖峰、胯骨、膝关节内外侧、内外踝；半坐位的时候易发部位为后脑勺、肩胛部、肘部、骶尾部、足根部；等等。

父亲右侧造口后，为了引流尿液顺畅，几乎是整夜右侧卧位，如果一觉睡到天亮，耳朵得压疮是可能的！

幸亏发现及时，父亲的耳朵处于压疮的最初阶段：皮肤红润伴疼痛。我按照父亲出院时预防骶部压疮的思路，购买了 C 形的防压疮垫圈，准备在父亲睡觉时放在枕头上。

这种 C 形的防压疮垫看起来很理想，材料是 3 厘米厚的海绵，外包纯棉布料，非常松软；不闭合的圆圈有利于调整与耳朵的位置；中间是空的，内径 5 厘米，人侧卧时可以把耳朵放在中间空的地方，耳朵不会被压到。

但真用起来问题就出来了。

第一，它有一定高度，从平躺到侧卧的时候，怎么把耳朵放在这个圆洞里就是个问题。原来父亲晚上睡觉还能睡得比较好，自从用了这个 C 形的防压疮垫，倒多了一个负担，经常因为努力想把耳朵准确地放进圈里而把自己弄清醒了，半天睡不着。

第二，防压疮垫是海绵的，很轻巧又有弹性，经常跑得找不到，第二天早晨会发现这个小东西静静地躺在地上，有时在床脚，有时会在很远的门口。

第三，高矮不是很合适。海绵太软，不受压时高 3 厘米，千辛万苦地枕上去后立马压扁到不足 1 厘米，起不到给耳朵减压的作用。

第四，口径偏小，尤其是压扁时，内径就更小了，不足以容纳一个耳朵。

我又上网搜了一个圆形防压疮垫。这个垫子内径 9 厘米，外径 25 厘米，厚 8 厘米，海绵较硬，头枕上去柔软但基本不变形，基本可以单独当枕头用。

可再合适的尺寸也解决不了翻身时让耳朵顺利进圈和不移位的问题，我又动起了改造枕头的脑筋。

我把父亲原来用的荞麦皮枕头拆开，倒出一半荞麦皮，把一个枕头变成了半个枕头，缝好。然后再把高度相当的防压疮垫摆在半个枕头边上，这样由于两部分高度相当，翻身时头部不用特别移动，自然由枕头上枕到防压疮垫上，耳朵也自动进到了圈里。

为了防止这个防压疮垫移位，我又找了一个大号的枕套，把枕头和防压疮垫都装在这个大的枕套里固定，在对应防压疮垫中空的位置，用剪刀把枕套剪了一个圆洞，这样一个既美观又舒适的枕头就改造好了。

父亲看着这个特制的枕头，笑着说："不赖！不赖！看着就舒服！"

晚上睡觉的时候，父亲先仰卧，然后翻身侧卧，练习了好几遍。我也在他练习的时候，不断调整枕头的位置，直到他自然翻身的时候，耳朵能顺利地放到圆洞里。自此，父亲又恢复了良好的睡眠，再也没反映耳朵压得疼了。我又观察了一段时间，确实没什么异常。

我的体会是，及时有效地采取预防措施可大大减少压疮的发生，而识别皮肤的异常变化非常关键。仅仅有观察意识是不够的，还要清楚观察内容，如是否存在指压不变白的红斑、是否有皮温异常、水肿、疼痛、变硬或松软等表现，尤其是对感觉迟钝的老年人，不能只凭眼看，更要主动去了解、去触摸，才能及时发现皮肤异常，采取有效措施，最大限度地减少压疮的危害。

每天早上，打开父亲的房门，借着晨曦的光亮，看着父亲枕在特质的枕头上熟睡，我的心里充满了欣慰和甜美。

小贴士：

压疮分期及表现

根据压疮的表现，一般分为 4 个阶段：

1. 充血和红润阶段：这是压疮的初始阶段，伴有红肿、疼痛或麻木。

2. 炎性输液期：皮肤表面呈紫红色，容易出现皮下渗出和水疱。

3. 浅表溃疡阶段：局部脓性分泌物，形成浅表溃疡。

4. 坏死性溃疡阶段：这个阶段是压疮的严重阶段，组织进一步坏死，出现更多的脓性分泌物和臭味。此期压疮可能引发骨髓炎。

3

爱上理发

一晃，父亲从住院到现在快两个月了。刚吃完早饭，父亲看我还没开始干其他的事，就说：“你给我拿个剪刀来。”

“干吗？”我好奇地问道。

“我有根鼻毛长得太长了，挺别扭的，我想把它剪了。”

父亲就是这样，什么事也不愿意麻烦别人，修剪鼻毛明明不是他自己现在能干的，他也只是让我递剪刀，而不提让我帮他剪。

“这还不好办！”我一边回应着父亲，一边麻利地帮他剪掉了伸出来的长长的鼻毛。可当我抬眼一看，才注意到父亲的头发已经有两寸多长了，东倒西歪，像罩上一层白霜的干草一样，在这层“干草”下覆盖的，是父亲布满深深的抬头纹的额头和一双已深深陷进眼窝的大眼睛，这一切组合在一起，使父亲越发显得苍老和憔悴。

都怪我，出院后忙着各种适应，快两个月了，一直都没顾上父亲的“头顶大事”。

父亲原本是个干净利落的人，现在因为行动不便，去不了理发店，成这个样子，却一直忍着没吭声，他心里不知道有多难受呢。

我决定在家里给父亲理发。

说干就干。用什么当“斗篷”呢？第一步就让我犯了难。

我先找出父亲的一件旧衣服，反着给他穿上，穿上后发现衣服的质地不顺滑，如果头发掉在上面，很难清理掉。而且衣服也不够大，盖住了上半身，腿又遮不上。我这才发现，看似简单的理发店斗篷设计得还是挺讲究的。我最终翻出了我的一个两米见方的大丝巾，一直因为太大不好戴而束之高阁，现在用来当斗篷倒正合适。

剪刀呢？长把细齿梳子呢？我翻出了一把家里的小号剪子权当理发剪，又找出一把出差住宾馆后带回来的一次性长把梳子，因陋就简，开工了！

我竭力回忆着自己去理发店时看到的理发师的工作情景。

我站在父亲对面，先用右手将父亲的头发梳起一小绺，用左手的食指和中指压在父亲的头皮上把头发夹住，这样可以固定头发，大致比量个尺寸，使剪出来的头发长短尽量一样长。然后再用右手拿着剪刀，紧贴着两个手指的背面将头发剪掉。

看似简单的操作，没经过训练真不行，好几次差点剪到自己的手指头不说，速度还特别慢。我怕剪刀拿不稳误伤父亲，每剪完一下都得放下剪刀，把下面要剪的头发夹好后再拿起剪刀。有时好容易左手夹住了头发，右手去拿剪刀，左手的头发又散开了。

在费了九牛二虎之力后，我终于把父亲的头发剪了一遍。看着父亲像狗啃过一样的脑袋，再看看让我弄得到处都是的碎头发，我直起腰，尴尬地笑笑，对父亲说：“爸，我剪完了，可剪得很不好，跟狗啃的似的。”同时扭扭捏捏地把镜子举到父亲面前。

不知是我剪出的头发太滑稽，还是我的话起了作用，父亲看着镜子里的他，竟然哈哈地笑起来，一边笑一边说："不错不错！新发型！我还没留过这样的发型呢！"

理发之后的好几天，我发现父亲时不时偷偷地拿出小镜子反复照啊照，一会儿摸摸脑袋这边，一会儿摸摸那边，有时自己还冲着镜子笑笑，精神面貌有了明显的好转。也许是因为头发短了，人也显得胖了点呢！给父亲理发的经历，让我意识到父亲很享受理发这个过程。

为了以后在家理发能取得更好的效果，我开始置办工具。

第一次用剪刀剪头发的结果让我深受刺激，我不敢再拿剪刀在父亲头上"动土"了，得换一种谁都能使的简单的理发工具。我在网上搜到一款婴儿理发器，电动的，像推子一样，刀头配有塑料齿梳，不仅可以根据档位调节想要保留的头发长度，换不同造型，还起到保护作用，不会使头皮受伤。

一个月很快过去了，父亲这次主动问我："你哪天有空？我的头发好像又长了。"

对此我心领神会，又到了该理发的时间了。

我摆好椅子，将我的丝巾"斗篷"轻轻一抖，披在父亲身上，拿起新买的电动婴儿理发器，轻轻按住父亲的头部，从后脑勺往前用理发器轻轻一推，一撮头发就缓缓落下，脑袋上也呈现出一条"道路"。如此反复，很快，整个头部就走完了一遍。最后我再拿出剪刀，配合梳子，把理发器推不到的一些细小的毛发剪掉。不一会儿，就理完了。

"这么快就理完了？"父亲睁开闭着的眼睛，好像有点意犹未尽。

"……"

我正在为我的优质高效沾沾自喜，父亲的这句话冷不丁让我丈二和尚摸不着头脑："这是夸我呢？还是嫌我理得快啦？"

噢，我明白了，父亲很享受理发的过程，享受我的手触摸他的头的感觉，享受彼此气息相通的近距离的交流……我也明白了，头发剪成什么样不重要，重要的是我给他理发这件事，怪不得第一次给他剪成那个样子他还笑呢！

从此以后，我给父亲理发成了保留节目。每到一个月，我们家都会举行一个“理发仪式”。我有意放慢理发的节奏，为了适当延长理发时间，有意识地插入一些与头发相关的环节，比如找一撮黑头发较多的剪下来递到他眼前让他看看，告诉他“您的黑头发还挺多呢！”或者停下理发动作，用手胡撸胡撸他的头，说“头发碴还挺硬的呢！”父亲每次都会被这些小插曲逗得开心地笑起来。

我发现，每次理发后好几天，父亲的精神面貌都明显好于平时，原来理发也可以成为治疗的一部分。找到能不断重复的让患者高兴的小事，在患者康复过程中会起到意想不到的效果。

你看，理完发的父亲，又在那儿照镜子呢！他照完头顶，照鼻子，照完脑门，照下颏，一边照，一边还挤挤眼睛、咧咧嘴，冲着镜子里的自己笑笑，真是个可爱的老小孩儿！

小贴士：

理发前的准备工作：

1. 一块大围巾，最好是光滑材质，不粘毛发，易于清洁。
2. 电动理发器，静音、可按需调整理发长度，易于清理。
3. 一把小剪子，用于修剪理发器理不到的部位。
4. 一个软毛刷，用于清扫脖子周围落下的碎头发。

4

一次解释病情的启发

“今天下午起床到现在尿不多啊！平时怎么也得半袋了。”父亲说话的时候，语调还是那么不紧不慢，好像在说别人的事情，可他的眼睛却紧紧盯着我，眼里充满着疑惑。

俗话说“久病成医”，这话一点儿也不假。在经历过几次堵管和尿路感染引起的发烧以后，父亲不仅知道了自己尿液的情况与身体状况密切相关，也学会了观察自己的尿液状况，每天他都会时不时地撩起衣服审视观察。

他观察尿液时不仅关心尿量多少，对尿液颜色的深浅、尿液浑浊程度、是否有絮状物都很敏感。有的时候，一旦尿液颜色加深或者尿量比平时减少了，他都会向我报告。

“今天上午您是不是喝水喝得少了点？”

“没有啊，和平时一样啊！”父亲的眼神开始有点躲闪，就像小学生回答问题时不知对错、没有底气一样，眉头也微微皱了皱。

“您今天是不是出汗比平时多？”

“是出汗了”。

“那就是出汗的原因，水分都从毛孔蒸发了，尿量自然就少了。”

“哦，那就算了，不管它了，你忙你的去吧。”父亲得到一个他认为合理的解释后，神情明显地放松了，又拿起放大镜研读起他的报纸来。

后来，父亲经常会向我“报告”一些关于尿液的问题，我都没当回事，每次都找个原因回答他，他每次听完答案，无论是否满意，都是那句：“哦，那就算了，不管它了，你忙你的去吧。”

我有时感到很纳闷：某种现象明明解释过很多次了，父亲还反复问，是记性差了记不住了，还是其他什么原因？

直到有一次，我在对他的病情进行解释时找到了答案。

有一天，我陪父亲出去散步。那天云淡风轻，一进街心公园，一股淡雅的清香就扑面而来，我们顺着香气寻过去，公园门口的几株丁香开花了！再往里走，不仅树上的樱花开得热烈，园中的牡丹也雍容华贵地展露着姿容。

林子里的树木，高大挺拔，错落有致，一看就是经过园林人员精心设计出来的，颇有几分田园之意。在这里面散散步，令人暂时忘却了一切烦恼。

父亲的状态也挺好，在公园里走了一圈后仍意犹未尽，说：“咱们再走一圈吧。”

我说：“好啊！”然后陪着父亲又走了一圈。

我和父亲都很高兴，不仅是因为天好景美，更主要的是父亲的体力有了进一步的恢复，从原来只能在公园里走一圈，进步到能走两圈了。

回家后，像平时一样，赶紧协助父亲更衣换鞋，一边换鞋一边还和父亲开着玩笑：“爸，今天您这脚可劳苦功高啊，带着您看了两遍公园里的风景！”

当我准备把父亲尿袋里的尿放出来时，一件意想不到的事情发生了：尿袋里的尿颜色非常深，不是尿少浓缩后的黄色，而是比橘子汁色还深的橘红色，凭我的观察经验来看，这种颜色已经是有血的成分在里边了。

看到这个颜色，我心里也暗暗一惊，不知是什么原因。本想赶紧把尿倒了不让父亲知道，以免让他看到受刺激，可父亲还是眼尖："哎哟，今天这个尿怎么这颜色啊？"我赶紧打了个岔："可能今天喝水少了，休息一会儿看看。"

果然经过休息、喝水以后，到了下午，父亲尿的颜色又基本恢复正常了。但是我心里的疑虑并未消除：不会是什么严重的问题吧？

第二天去了造口门诊。造口师说："这种情况是正常的。因为单J管的尾部是卷曲地待在肾盂里，如果活动量大了或者体位改变幅度过大，会引起单J管的尾部与输尿管和肾盂摩擦，或者因单J管位置的移动而引起少量出血。没关系，这属于机械损伤，休息休息，多喝点水，刺激解除了，就不出血了。"

"那还敢活动和锻炼吗？一动就出血，也够吓人的。"

"你会发现，有的时候越是状态好，越是活动量大，就越容易出现这种情况。不用紧张，锻炼还是应该锻炼，但是要根据病人情况控制好运动量和运动幅度。"

我听了这个解释以后，心里的一块石头落地了。回家后迫不及待地和父亲聊了起来。

"爸，我今天去造口门诊了，问了大夫您昨天尿的颜色特别深是怎么回事。"

"怎么回事？"父亲显然非常关心这件事，听我提到这个话题，马上放下手里的放大镜和报纸，身子也坐直了，手还扶了扶耳后的助听器，生怕因听不清而漏掉关键内容。

"大夫说是正常现象！"我先大声说出答案，让父亲放心，然后开始连说带比画地解释起来。

我用一只手半握拳，用另一只手的食指插进半握的拳头里，跟父亲说："我这个半握的拳头就好比您的肾脏，我的食指就好比是您的支架管。本来它们俩在里边待着相对稳定，但是您一活动的时候，这个管和您的肾脏、输尿管黏膜就会产生摩擦或碰撞。"

我一边说，一边让我的食指在半握的拳头里向里向外移动着、旋转着，同时不断握紧拳头。"那么娇嫩的地方因机械碰撞有时难免就会破，就会出一点血。大夫说这是正常现象，不用担心。"

父亲听了我的解释以后，长出了一口气，如释重负。"哦，原来是这么回事啊。"随之身体放松地往沙发上靠了靠，眼神也明亮起来。

"爸，你看到尿的颜色那么深，紧张吗？"我突发奇想，想看看父亲是否和我的感受一样。

"能不紧张吗？我这儿琢磨一天了，也净瞎琢磨。"

"啊？您都想什么了？"

"我还能想什么呀，这肯定是病情发展了，要是没法治了，人就不行了呗。"

我还是头一次听到父亲这么说，我意识到原来父亲的内心还是很敏感的，坚强的意志力后面也有脆弱的一面，只不过是没有表现出来而已。

为了进一步了解父亲的内心，我又继续问："那是不是每一次看到尿不正常，您都会自己东想西想啊？"

父亲说："可不是吗。昨天晚上我躺床上两三个小时也睡不着，就是想这个事。"

"那要是您堵管了，或者吃了消炎药没多久，又得吃消炎药，您有想法吗？"

父亲说："那时候就觉得活着挺没意思的，自己什么也干不了，遭罪不说，还得拖累别人，还不如干脆点。我也活这么大岁数了，也够本儿了。"

听父亲这么说，我心里很不是滋味。以前虽然听他偶尔也露出一句半句的，但是从没有听他这么直白地跟我说过这些话，我一直以为他的乐观和豁达能够让他远离那些负面情绪，看来再乐观的人也难免有悲观的时候。

可能是这次我跟他解释病情，让他心里头的负担和焦虑暂时得到减轻和解除，也可能是我跟他由浅入深的一点儿一点儿的聊天，话赶话说到这儿了，他愿意敞开心扉跟我说说心里话。这次对父亲病情的解释，让我走进了一个高龄老人，一个我自认为很熟悉、很亲近的老人的内心世界。

从此以后，我特别重视观察父亲情绪上蛛丝马迹的变化，尤其是跟他的疾病状况相关的一些问题，我都会尽量从医学角度给他一个清晰的解释，来减轻和解除他内心的疑虑。

父亲在抗泌尿系感染的过程中需要吃抗菌药，最开始吃的时候没什么反应，可后来再感染时换药了，父亲开始腹泻，去厕所的次数越来越多，最多的时候一天能有 10 多次，尤其是拉了几次之后，肠子里已经没什么东西了，仍不停地想拉。

看着父亲无力地坐在马桶上，想拉又拉不出来，稀水时常伴随着屁一起被放出来，如果在马桶上坐久了，肛门也会脱垂出来。

我发现父亲的神情越来越凝重。

“爸，您别紧张，您的腹泻是消炎药引起的，停药就好了。”

“消炎药不是消炎的吗？肠子里就是有细菌也应该给消灭了，怎么还拉稀啊？”

“人的肠道中的细菌多着呢，但它们相安无事，形成平衡稳定的微生态体系。但是抗菌药物虽然能把‘坏’细菌杀了，也会把‘好’细菌杀了，一些对抗菌药不敏感的细菌活下来并趁机大量繁殖，肠道内菌群不平衡了，就拉稀了。”

父亲将信将疑：“那我上次吃消炎药怎么没事？”

“您上次吃的利复星，是窄谱抗菌药，这次吃的和上次的药不一样。临床数据显示，越是广谱抗菌药，引起腹泻的概率越大。”

“那怎么办呢？这么拉下去，人还不拉坏了？”

“调整菌群平衡最直接的方式是补充益生菌，可以在日常饮食中多使用一些含乳酸菌的酸奶、奶酪等。如果已经造成菌群失调，出现腹泻症状，可以补充双歧杆菌、乳杆菌和乳酸菌的药物进行治疗。”

“那赶紧吃点药试试，看管用不管用。”

给父亲吃了培菲康后，腹泻次数减少了一些。虽然仍然拉稀，但父亲明显放松下来，精神面貌明显好转。

一次洗澡的时候，父亲意外地发现，在他站起来的时候，右侧腹股沟会鼓起一个小包，而到晚上躺下的时候，这个小包就会消失。我告诉他可能是疝气，父亲除了表达了“越老毛病越多”的感慨后，也没再说什么。

可随着鼓包越来越大，他的注意力明显地被这个鼓包吸引过去了，时不时地把手伸进裤子摸摸那个鼓包的大小，即使躺到床上，也第一时间把手放在鼓包上，好像想把鼓包按回肚子里去。

不知是往回按鼓包时挺疼的，还是按不回去，他的手就一直捂在鼓包上，等鼓包自己回纳消失了，他才把手移开。

“爸，您记得当年我们同学的弟弟得疝气的事吗？”我决定针对疝气开始做父亲的思想工作。

“记得啊！他好像做手术了。”

“其实现在疝气手术可以通过微创实现，是个小手术，您还想试试吗？”

父亲的头摇得像个拨浪鼓，“我再也不做手术了。”

还没等我接着他的话往下说，父亲紧接着问了一句：“不做手术会怎么样？鼓包会不会越来越大？有危险吗？”

我非常高兴父亲渐渐地愿意和我交流，说出他的隐忧。

“您发现没有，您的这个鼓包像个小馒头似的，底盘大，上面小。这是直疝的特征。”

“直疝？”

“疝气分直疝和斜疝。腹股沟斜疝，是沿着精索穿过斜行的腹股沟管，从外环口突出以后进入阴囊，它有个沿着精索斜行、走行的过程，所以称为腹股沟斜疝；而直疝是从下腹壁上直接凸出来，所以称为直疝。”我照本宣科地念着我查出来的资料。

“什么直疝、斜疝，我一句也听不懂。”

“下边说点您听得懂的。直疝多见于老年人，斜疝多见于儿童、青壮年；直疝不进入阴囊，斜疝可进入阴囊；疝块外形，直疝呈半球形，底比较宽，斜疝呈椭圆形或者梨形，上部呈蒂柄状；最关键的，直疝的嵌顿极少见，而斜疝的嵌顿比较多。嵌顿就是鼓包卡在外面回不去了，比较危险。”

“你的意思，我这是直疝，危险不大？”父亲抬头看着我，迫切地等待我的回答。

“对呀！您这是不幸中的万幸，咱们只要采取得当措施，我看您可以免这一刀！”

父亲听了我的话，脸上再一次笑成了一朵花。

我的体会是，病人的内心本身就因为疾病的折磨而比较脆弱，而老年人更像小孩儿一样，他们当年心中的定力已经大打折扣。如果高龄和疾病这两个因素同时加在一个人身上，他们内心承受的痛苦与折磨可想而知。所以即使缓解不了老人身体上的痛苦，那就要尽量通过陪伴和有针对性的语言交流，来减轻一些他们精神上的痛苦与折磨。要知道，病人对病情的关心远远超出健康人的想象，主动解释、运用一些合适的名词术语、温和的语调、柔和的神态都容易取得病人的信任，进而积极地影响病人的情绪，对病人生活质量的提高有很大帮助。

日复一日，我和父亲就在聊天、聊病中，在不断延伸着生命长度和质量的同时，也不断延伸着父女深情。

小贴士：

腹股沟疝：是指腹腔内脏器通过腹股沟区的缺损向体表突出所形成的疝，俗称“疝气”。根据疝环与腹壁下动脉的关系，腹股沟疝分为腹股沟斜疝和腹股沟直疝两种。腹股沟斜疝占腹股沟疝的95%。右侧比左侧多见，男女发病率之比为15：1。腹股沟直疝仅占腹股沟疝的5%，疝气包块基部宽大，发生嵌顿的概率较小。疝气若不及时治疗，容易引起严重并发症。

5

助浴：淋巴结“事件”

父亲手术以后，很久没有洗澡了。虽然我也经常给他擦擦身体，但终究不如洗澡清洁得彻底。看着他抓抓这儿、挠挠那儿的样子，我觉得该让父亲洗个澡了。但父亲如果真洗澡，体力又是一个大问题，他自己是无论如何也不能独立完成洗澡这个艰巨任务的。

为了帮助父亲实现洗澡的愿望，我先在网上订了一个和医院卫生间里放的一模一样的浴凳。凳子面是塑料的，上面有一些手指头粗细的洞，用于排水；凳子很宽，两头稍稍往上翘，防止坐在上面的人滑下去；凳子有四个不锈钢的腿，坐上去感觉很牢靠。

凳子到位了，我劝父亲洗澡。可没想到，父亲今天推明天、明天推后天。

“爸，今天天好，也不冷，您洗个澡吧！我帮您！”

“今天不想洗。”

“为什么？”

“不为什么，就是不想洗。”

“浑身没劲？”我试探着问道。

“……”

“没关系，您就坐凳子上，什么都不用管。咱也不大洗特洗，过遍水就行。”

“……”

“您不好意思？有什么不好意思的，您做手术时一丝不挂，让大夫、护士都看了个遍了，我是您闺女，怕什么？”

父亲“扑哧”一声笑了，但随即又恢复了严肃。“我这伤口和造口能沾水了吗？不会洗澡给洗坏了吧？”

原来父亲是怕伤口没长好而不敢洗澡啊！

“爸，您的伤口早就长好了，造口就更没问题了，人家大夫不是说了吗，还有造口人通过游泳健身呢！您放心吧，老不洗澡对您的身体倒有可能不好呢！”

“是吗？那大夫要说没问题，咱就试试吧！”

我提前打开浴室的暖灯，等浴室的温度合适了，再帮父亲脱下衣裤。水从花洒中均匀地喷洒出来，在父亲的身上肆意地流淌着。

父亲太瘦了，全身上下没有一块像样的肌肉，皮肤好像直接贴附在骨头上一样，凸出的喉结非常明显，用骨瘦如柴、形销骨立、瘦骨嶙峋来形容，一点也不为过，我甚至担心水流砸在他后背上，会打疼他的骨头。

“鸠形鹄面”，这是我中学时就知道的一个成语，当时只是死记硬背，“鸠形：斑鸠的形状，腹部低陷，胸骨突出；鹄面：黄鹄的面色。形容身体消瘦，面容憔悴”。现在展现在我面前的不加一丝一毫装饰的父亲，就是这个成语最生动的体现。

我不敢怠慢，给父亲洗头，洗后背，洗四肢，然后小心翼翼地洗腹部，最后擦干，在浴室里换上干净衣服，完成了父亲手术后的第一次洗澡。

洗完澡后父亲的身体和伤口都没什么不适，他和理完发后一样很高兴："在你的鼓励下，我又取得了一个进步，可以洗澡了，看来我这把老骨头还可以！"

"那咱们以后一周洗一次吧！您太瘦，也没必要洗得太勤，一周一次比较合适。"

天气越来越冷了。好在我的助浴工作越来越熟练，流程也不断完善。提前开好暖灯，把准备好换洗的内衣内裤、大浴巾、棉拖鞋放在浴室内，在父亲脚下再放一盆热水，这样，一边洗澡、一边泡脚，既保暖，也保健。

时间就在一周一次的洗澡中慢慢流逝，转眼迎来了第二个秋季。我也在一次一次给父亲洗澡的过程中，观察着父亲身体的变化：皮肤滋润了，大腿有点肌肉了，干瘪的血管充盈了，锁骨下的深坑浅一些了。咦？左侧锁骨的"坑"怎么比右侧的高出很多，饱满得几乎和骨头持平？

我用手摁了摁，有两个不大的圆球样的东西在手指下滚动。

"淋巴结？！"我差点失声说出了这三个字。

这是怎么回事？是炎症引起的？还是扩散了？

虽然我自己忐忑不安、心跳加速，但我外表还是像平常一样，继续帮助父亲洗澡，有意识地摸了摸他的腹股沟和腋下，没摸到淋巴结。我帮他穿上衣服，为了掩饰我对他腹股沟和腋下的检查动作，不忘再夸他两句："您发现您大腿上有点肉了没有？您的胳膊快和我一样粗了。"

晚上夜深人静的时候，我又开始查找资料：膀胱癌转移途径包括经淋巴道、经血行、经直接扩散及瘤细胞直接种植等。淋巴道转移是最常见的一种途径，膀胱癌可转移到髂内、髂外、闭孔淋巴结群，或可到髂总淋巴结。有人指出髂内及闭孔淋巴结是膀胱癌转移的第一站淋巴结。经血行转移，常见于晚期病例，最多见于肝脏，其次为肺及骨骼。

看到这儿，我知道淋巴转移是常见转移途径，但位置集中在腹部附近，并没提到锁骨下淋巴。

为了确诊，我再次找到给父亲做手术的专家，向大夫说了我的发现与担心。大夫说：“一般淋巴扩散首先是在腹部淋巴结，但是也有极个别直接到锁骨淋巴的情况。判断是不是扩散，要做 CT。”

大夫看了看我，好像知道我接下来要说的话，没等我开口，他继续说道：“即使确诊是扩散了，也没有什么办法了，都这个岁数了，化疗是不建议的。如果实在需要干预的话，可以试试放疗，现在放疗的技术很先进，不良反应也非常小，能延缓一段时间。”

我请大夫给开了 CT。回家的路上就在琢磨。找个什么理由让父亲到医院做 CT 呢？

想来想去，“一年复查”是个不错的理由。父亲虽然表达了不想折腾的想法，但在我的动员下，还是到医院做了腹部平扫 CT。

结果出来了，“双侧髂血管旁多发轻度增大淋巴结，较大者短颈约 0.7cm”，其余均“未见异常”。大夫说 0.8cm 以上才有临床诊断意义，建议继续观察。

回家后我告诉父亲他的检查结果一切正常，并把 CT 报告单给他看。他也不懂具体指标都是什么意思，只看见一连串的“未见异常”，这个结果给了他极大的信心。但我从此思想上又多了根弦：充分利用帮助父亲洗澡的机会，不动声色地对父亲的身体进行观察和评估。

洗澡，又被我赋予新的意义：不仅是对父亲身体的清洁，更是我对父亲的一次查体。重点观察锁骨、腋下、腹股沟淋巴结，身体、皮肤有没有异常，肢体的活动是否自如，等等。

在一次又一次的观察中，我也慢慢体会到：对某些症状的忽视与过度关注都不可取，尤其是对老年人，带病生存是他们的常态，让他们保持积极乐观的心态才是提高自身免疫力的良药。

“洗澡喽！”一声吆喝，伴随着喷头里流水的哗哗声，父亲又开始了每周一次的洗澡过程，我也开始了助浴的工作。

身体皮肤正常，颈部、腋下、腹股沟未触及淋巴结，大腿的肌肉又丰满了一些，疝气比以前增大了，看来以后洗澡时也要戴上便于洗涤的疝气带，脚略微还有些肿……

我一边帮父亲洗澡，一边观察着父亲的身体，浴室里的水汽氤氲着，有时让人感觉仿佛置身在仙境里一般，我问父亲：“您洗澡时看着这些水雾，有没有在仙境里的感觉？”

父亲一句话把我逗乐了：“我现在比玉皇大帝还美呢！”

小贴士：

洗澡注意事项：

1. 浴室地面应防滑，最好在老人入浴前铺放防滑垫。

2. 老人洗澡时可以带个凳子来借力，凳子不要太低，以免起坐困难，发生危险。

3. 洗澡时间不宜过长。

4. 进浴室后不要锁门。

5. 水温千万别太高。

6. 摘下助听器。

7. 年老体弱的老人洗澡时最好有人陪伴、协助。

6

脚肿不简单

父亲大手术以后脚就有些肿。

父亲的脚当时看上去比原来显得胖一些，用手摁上去会有一个浅浅的坑，但很快就能恢复。当时在医院就问过医生。医生说，像他这个年龄，他现在的身体状况，脚肿得不算厉害，说得过去，回家慢慢恢复。

回家以后我也试过一些偏方，比如，听人说晚上睡觉前把土豆片敷在脚面上，缠上保鲜膜，第二天早上去掉；没事时抬高双脚；天冷的时候给他脚底下踩上暖宝宝以促进血液循环，但都没有什么太明显的作用。因为肿得不厉害，再加上还有许许多多其他的更急迫的事情需要我处理，所以父亲的脚就这么一直肿着，也没再治疗。

大手术后的第二年，十一二月份，天气越来越冷。父亲不仅经历着频繁的堵管，脚肿也有所发展，每天晚上脱袜子的时候脚都会被袜子勒得一道一道的。以至于有一天要去医院换支架管时，费了半天劲也穿不上鞋，那可是我专门为父亲买的宽松的老人鞋啊！最后没办法，大冬天的也只能穿着毛拖鞋去了医院。

回家后，我仔细看了看父亲的脚。父亲人虽然瘦，但是脚长得一直还是很“体面”的。我母亲年轻的时候就总说：“你看你爸，人那么瘦，脚却挺胖的，跟块白薯似的。”

20世纪七八十年代，商品不像现在这么丰富，鞋的式样就那几种，但分型号，1型半是最瘦的，3型是最肥的。我爸买鞋只能买3型的。

但是，现在呈现在我面前的脚，“肥”得有点离谱了：整个脚面都像面包一样鼓了起来，脚面的皮肤被绷得紧紧的，发着亮光；用手轻轻摁一下，就出现一个深坑，很长时间也恢复不了。脚底板摸上去很厚、很硬，而且脚踝也鼓鼓的，我用手推一推，好像一个装满水的皮囊。我又摁摁父亲的小腿，还好小腿不肿，也就是说他的水肿局限在脚踝以下，而且左脚肿得明显比右脚厉害。

当时我的第一个想法是，最近支架管频繁堵塞，会不会有肾积水了？会不会是肾功能受损了？因为接下来要吃消炎药，肾功能的好坏直接影响消炎药的选择和剂量，我决定给父亲抽血化验一下肾功能。

化验结果是父亲的肝肾功能都没有问题，但是意外地发现白蛋白比正常值低了一点点。我想起来父亲曾经跟我说过当年自然灾害吃不饱，很多人因为营养不良而浮肿。父亲的脚肿不会是营养不良造成的吧？可是父亲吃饭的饭量就那么大，我已经尽了最大的努力在饮食上做文章，而且都努力了一年多了，体重是上升了一些，但白蛋白还是不达标，关键是这白蛋白一时半会儿也补不上啊！

我去了医院营养科，问大夫能不能给父亲输点白蛋白，从而达到迅速纠正蛋白偏低的目的。

大夫说：“能口服补充营养的就尽量避免静脉输液。而且你父亲的白蛋白低得不算多，还没达到需要输白蛋白的指征。即使你现在输进去一些白蛋白，如果不能持续补充，消耗完了以后还会恢复老样子。”

我说：“可我现在已经给他补充着肠内营养粉呢，还能再补充点什么呢？”

“营养粉怎么吃的？”

“一天两次，一次三勺。”

大夫想了想，说：“你父亲肾功能没问题，可以增加一些蛋白质的摄入。营养粉可以再加一次，一天三次，一次三勺。你也不用太着急，因为你父亲的蛋白低得不是很多。通过饮食摄入目前对你父亲来说是最好的方法。”

回家以后，我看着父亲的脚又琢磨开了：肝肾功能正常是好事，营养不良一时半会儿纠正不了，我就这么干等着父亲自己恢复吗？我还能干点什么？

按摩！父亲有静脉曲张，血液回流不好，脚肿会不会和静脉曲张也有点关系呢？我能不能通过按摩来帮助父亲改善脚部的血液循环，减轻水肿呢？

说干就干。我让父亲躺好，在双手手心涂上润肤油，用手从父亲的脚尖，经过脚面、脚踝、小腿往上推，一直推到膝盖。我一边推一边想象着雨后积水的街道，环卫工人用扫帚将积水一遍一遍从低洼处推到马路边雨水铁箅子的场景，希望积存在父亲脚部的水肿能随着我的按摩散去。

从脚尖到膝盖算一次，我就这么一次一次地往上推，在经过脚面和脚踝时适当用力，每次按摩 15 分钟。结果是按摩时脚肿明显减轻，但只要父亲起床、脚下垂一小段时间后，很快就又开始肿胀。

按摩了几天以后，脚肿没有继续发展，但也没有明显好转。我的经验是，如果根据自己的分析判断所采取的措施没有效果，不要盲目坚持，赶紧去医院求助于专业帮助。

我把父亲的化验结果、我的分析、我采取的措施、父亲目前的情况，一股脑儿地都告诉了大夫。

大夫听我说完，开口说道："很多原因都可以引起脚肿。听你父亲现在的情况，结合已有的化验指标，基本可以排除心脏、肾脏、肝脏、甲状腺等内科疾病引起的水肿，因为那些疾病引起的一般是对称性的浮肿，就是说两只脚肿的程度一样。你父亲两个脚肿的情况不同，考虑下肢静脉问题，如下肢静脉瓣功能不全、下肢静脉血栓等。"

"那怎么办？"

"你必须先得检查有没有静脉血栓。如果有血栓，治疗不当引起血栓脱落将是非常危险的。"

一听这话，吓得我一激灵。在没确诊之前，我给父亲按摩看似简单，实则暗藏巨大的危险啊！

"大夫，怎么查有没有血栓啊？"

"做一个下肢血管 B 超，再抽血验个 D 二聚体。"

"大夫，我父亲行动不便，来医院做 B 超太困难了，不做 B 超行不行？"

"那先抽血验个 D 二聚体，如果这个指标高，就说明可能会有静脉血栓，那就必须再做 B 超确诊。如果这个指标正常，基本可以排除血栓。"

幸运再次降临，父亲的 D 二聚体不高。

"大夫，我父亲有静脉曲张，脚肿是不是静脉曲张引起的？"说着，我把拍的父亲脚肿的照片拿给大夫看。

"你看，患者脚肿胀伴色素沉着，左脚颜色明显深于右脚。老人腿痒不痒？"

"痒啊，我没照腿，抓得一道一道的。大夫，腿痒和脚肿还有关系啊？"

大夫笑了笑："下肢静脉瓣膜功能不全，血液就会在重力的作用下倒流、瘀积，引起肢体的一系列症状，如小腿沉胀、胀裂性疼痛、腿部皮肤瘙痒、粗糙等。现在基本上可以判断你父亲脚肿是由于静脉曲张、下肢静脉瓣功能不全、血液回流不好造成的。”

“那怎么治疗呢？”

“目前治疗静脉曲张可以通过手术治疗，但你父亲岁数这么大，没有手术的必要。目前也没什么更好的办法。”

“能按摩吗？按摩有效吗？”

“可以试试。”

得到大夫的肯定答复，我开始每天早晚两次给父亲进行腿部的按摩，重点是左腿。

按摩是个体力活，累我倒不怕，主要是我觉得按摩效果不好，我只能按摩到表皮，父亲深层的静脉触及不到。

终于有一天，我找到了一个“宝贝”：空气波压力治疗仪。

空气波压力治疗仪主要通过对多腔气囊有顺序地反复充放气，形成对肢体和组织的循环压力，对肢体的远端到肢体的近端进行均匀有序的挤压，促进血液和淋巴的流动及改善微循环的作用，加速肢体组织液回流，有助于预防血栓的形成、预防肢体水肿，能够直接或间接治疗与血液淋巴循环相关的诸多疾病。

每天看电视时，就是父亲的治疗时间。带上仪器配套的下肢气囊套，接通电源开关，定好时间，左右腿轮流，每条腿 45 分钟左右，视父亲看电视时间的长短灵活掌握。

用上治疗仪两天以后，效果非常明显。父亲的脚“秀气”多了，脚底板也薄了、软了，脚踝也不肿了，更意外的是一直困扰父亲的小腿瘙痒也好多了，虽然还痒，但痒一阵儿也就过去了。

现在每天给父亲洗脚是我最快乐的工作之一，看着父亲肿了一年多的脚恢复了正常，那种幸福与满足无法用语言描述。我很享受这种感觉，我希望时间一直能定格在那一刻：父亲坐在椅子上，安逸而舒适；我蹲在他的脚前，仔细地洗着父亲脚的各个部位，包括脚趾的缝隙；时不时地仰起脸看看父亲，父亲慈祥的目光洒满我的全身……

小贴士：

D二聚体：主要反映体内纤维蛋白溶解功能，D二聚体的增高或阳性，见于继发性纤维蛋白溶解功能亢进，如高凝状态、弥散性血管内凝血、肾脏疾病、器官移植排斥反应、溶栓治疗等。D二聚体是一个高敏感性、低特异性、阳性不能诊断、阴性可以排除的指标，发热、运动、肿瘤和手术等因素都可能导致D二聚体的升高，但并不一定代表有血栓形成，是临床筛选出血性、血栓性疾病的一个重要参考指标。

7

皮肤瘙痒也是病

秋去冬来，气温越来越低，父亲不仅身上的衣服越穿越厚，被子也由夹被换成了棉被。

最近几天我发现，父亲上床前还好好的，但一脱了衣服，钻进了被窝，就开始东挠挠，西抓抓。一开始还抓一抓，停一停，一只手挠一挠就够了，可没过一会儿，又越搔越痒，越痒越搔，抓了肩膀，忍不住又去挠小臂；小臂还没挠完，后背又痒了起来。

由于父亲身上痒的地方不断增多，没完没了，一只手很快就不够用了，只能两只手一齐上阵。抓挠的速度也明显加快了，这边刚挠几下，马上就得去挠别的地方，那边还没解痒，这边又痒起来了，就这样不停地轮换部位，不停地抓挠。

为了双手能够到痒痒的部位，父亲还得不断变换躺着的姿势。我在床边看去，父亲的被子就像水中此起彼伏的波浪，一会儿左边高起来，右边塌下去；一会儿下半身高起来，上半身塌下去；父亲也一会儿把腿蜷起来，一会儿又伸直；一会儿向右翻身，一会儿向左翻身，在床上折腾来折腾去。

随着痒的程度不断加重，抓的力度也不断增加，我甚至可以清晰地听到手指甲在皮肤上划过的“咔哧、咔哧”的声响。看看父亲的皮肤上，并没有什么包、疹、斑块等异常情况，只是抓过的地方发红，个别地方有浅浅的划破的道痕。

这是传说中的“皮肤瘙痒症”吗？

我给父亲抓前抓后的皮肤拍了照片，去了医院的皮肤科。

“大夫，我父亲全身皮肤出现瘙痒好几天了，前几年也痒过，但都很轻，挠几下就过去了。现在严重了，不进被窝不痒，一进被窝就开始挠，开始挠得还比较轻，但越挠越痒，不停地挠，一直挠到筋疲力尽，恨不能抓破了、抓疼了才解气。您看，这是照片。”

由于父亲年老体弱、行动极其不便，加上医院附近停车难，看病基本上由我代劳。可大夫不见本人对于诊断是非常不利的。我除了清晰地、详细地叙述病情、症状，准备好各种检查报告（抽血验尿自行就近解决）外，就是利用手机的拍照功能，尽量给大夫呈现包括局部和整体在内的影像资料，利于大夫做出正确判断。

大夫看了照片，说：“你父亲有什么内科疾病？比如肝胆方面、内分泌、肾脏疾病？”

原来我以为皮肤瘙痒就是皮肤的事，第一次听说内科疾病也会引起皮肤瘙痒。

“除了膀胱肿瘤两个月前做了膀胱全切手术外，没有其他内科疾病。”

“排除内科疾病的原因后，从照片上看，你父亲没有原发性的皮肤损伤，多半是由于皮肤缺少水分而引起。就像现在处在干燥的冬季，很多人会觉得皮肤干痒、脱皮。”

“那怎么办呢？”

“对于皮肤瘙痒症的治疗，西医以镇静止痒为主。可以口服赛庚啶、甲氰咪胍、维生素 C、维生素 B_6 治疗。若是皮肤已经出现干痒，切记不可去抓挠患处，以免越抓越痒，更会导致范围扩大。”

“对，对，对。”我忙不迭地一边点头，一边从嘴里冒出一连串的“对”。“您说得太对了，我父亲就是，不挠则已，只要一开始，越挠越痒，越挠面积越大，最后全身上下就没有不痒的地方了。”

“目前你父亲的皮肤还没什么变化，但抓得厉害了，很可能会损伤皮肤，过度的挠抓，会出现抓痕、血痂、色素沉着，甚至出现湿疹样变、脓皮病以及淋巴结炎，往往对皮肤产生一些继发性的损害，引起皮炎或是留下色素沉着和皮肤苔藓样硬化，不利于伤口的愈合，这样治疗起来就会更加困难了。”

“大夫，不吃药行不行？有没有什么药膏之类的？”

“痒得能控制，不吃药也行。很多情况下，如果瘙痒不是很严重就尽量忍一忍，不要随便去抓挠，可以在干痒部位用一些润肤保湿的东西。如果痒得比较厉害，也可以局部涂抹一些具有薄荷等清凉成分的止痒药膏，如赛庚啶霜、去炎松尿素软膏等来缓解症状，使皮肤逐渐恢复正常。”

回家后，先给父亲科普了皮肤瘙痒的特点，告诉他轻易别抓，能忍尽量忍，一旦抓起来就不好控制了，争取他的配合。然后找出家里各种保湿霜、润肤乳、护肤精油，准备做足皮肤保湿的功课，看看能不能缓解父亲的瘙痒。

到了晚上睡觉前，我就准备一盆温水。在父亲脱下衣服还没进被窝之前，先用温水给父亲擦一遍身体，让父亲的皮肤湿润起来，然后马上给父亲涂一层护肤保湿霜。我希望通过这个方法来调整父亲的皮肤状态，皮肤不干了不就不痒了吗？

但我却被现实狠狠地打脸：根本不管用！一进被窝，原来怎么抓还怎么抓！简单的一擦一涂，并未改变父亲皮肤干燥的状态。我的尝试失败了。

那我就增加涂保湿霜的次数,早中晚都让父亲涂,而且试用各种保湿霜,什么浴后乳液、止痒乳、VE 乳、但无论是霜剂还是乳剂，随着渐渐水分挥发，皮肤会觉得黏糊糊的，不舒服，父亲开始拒绝涂保湿霜。

我想起儿子回国时在免税店给我买的一小瓶保湿油，那是一种用于脸部皮肤的精油，分子量很小，透皮效果也很好，涂到皮肤上可以完全吸收，没有什么不适的感觉，而且对改善皮肤状态有明显的效果。

我把这瓶精油“贡献”出来，给父亲用上后，父亲的瘙痒有了一些改善。虽然还痒,但是挠的时间缩短了。可是这种精油很贵,又少,给父亲全身都涂,几天就用完了，在附近的商店也没找到这个品牌。

没办法,退而求其次,经过查资料,最后选择了一款名牌的食用橄榄油,透皮效果也很好。虽然没有精油那么好用,也不可避免让内衣内裤蹭上油渍,但性价比还是不错的。

可是随着天气越来越冷，家里供暖气了。房间里的空气愈发干燥。虽然开了加湿器，也没有明显的改善。父亲的瘙痒又有加剧的趋势，白天也痒起来了。

为了让父亲减少挠的次数，我想了各种各样的办法。

首先是没事就让他揉核桃，来占住他的手。我曾经送给父亲一对文玩核桃，个头、品相都不错，父亲玩了好几年了，爱不释手，已经揉得又红又亮了，手术后一直没顾上，闲置着。我把它们“请”出来，交给父亲，让他继续把玩。

如果我在家，看着父亲有要抓挠的意思，我就赶紧跟他聊天、打岔，转移他的注意力，或让他去干一点儿其他的事情。这种“打岔法”如果发现及时、在刚有想挠的念头时就实施干预，成功的概率就大一些，如果已经开始挠了，往往效果不好。

如果没能及时发现，已经开始挠了，我就用冷敷的方法来镇静瘙痒的皮肤。我准备了一些湿纱布，放在冰箱里冷冻，如果发现他哪儿痒，就给他敷在痒的部位，通过冰镇皮肤，来减轻他瘙痒的程度。如果没有冷冻好的纱布了，浸了凉水的毛巾局部冷敷也可以减轻皮肤发痒的症状。

这些办法都不行时，艾洛松软膏、皮炎平软霜、无极膏、抗敏止痒水等药物轮番上阵。

即使采取了这些措施，瘙痒还在进一步发展。父亲原来刚进被窝儿的时候痒一阵儿，发展到夜里头也会痒几阵，严重地影响了父亲的睡眠，弄得他无精打采、烦躁不安。

看来，我低估了皮肤瘙痒的顽固性与治疗难度。

西医没什么更好的办法，那就求助于中医。

我找到了我的一个学弟，他已经是北京小有名气的中医皮科专家。

简短的寒暄后，我把父亲的情况向他介绍，并给他看了我拍的父亲皮肤情况的照片。

学弟说："皮肤瘙痒的表现虽然都是痒，在西医里是一个病，治法无非是对症止痒，严重了就上激素，但在中医眼里问题就复杂了，先得弄清楚引起瘙痒的原因，对症治疗，才能起效果。"

"找你就是想让你给我分析分析我父亲的病因呀！"

"引起瘙痒的原因可以有风寒、风热、湿毒、血热、血虚等，你父亲的瘙痒应该属于血虚型。"

"对对对，我父亲是气血不足，又干又瘦。那是不是得补血？"

"哪有那么简单！你再跟我说说你父亲除皮肤瘙痒外还有什么表现？"

"老父亲毛病可多了，脾胃不好，腰酸背疼，手脚冰凉，耳背、脱肛、膀胱全切，皮肤造口，由于感染还得常吃抗菌药。"

学弟若有所思："你父亲的肾虚应该是引起瘙痒的主因。"

"肾虚？瘙痒？肾虚不是可导致畏寒怕冷、神疲乏力、腰酸痛、腿软、耳鸣、耳聋、眩晕、口干咽燥、尿频、小便不畅等症吗？没听说瘙痒啊。”我把学校学的那点基础知识随口说了出来。

“你说的没错，但你父亲的各种症状直接指向了肾阳虚，确切地说应该是脾肾阳虚，以肾虚为主。脾主运化、主统血，脾虚不利于水谷精微运化，不利于气血输布全身；肾的阳气就像一把火，只有火力足了，才能把水烧开，水液汽化了才能输布全身，包括滋养皮肤；而且肾主水，水液代谢失调，排毒也受影响。”

“有道理，不过你这思路我还是头一次听说。那该吃什么药呢？”

“试试桂附地黄丸。”

“除了吃药，还能吃点什么？”

“现在气温逐渐降低，老年人皮脂分泌显著减少。养血润肤的食物都可以。炖牛肉羊肉时加点当归，利于补气养血，使气血运化于外，或煮点儿梨水，既能避免受寒，又能滋补润燥。”

我临走的时候，学弟一再叮嘱我，你父亲肾气足了，皮肤才能得到气血的滋养，瘙痒才会好，但症状的减轻不会那么快，坚持一段时间才会有效。

此后的一个月，中药内治，配合每天两次往身上涂抹橄榄油，再加上饮食调理、精神转移法、冷敷法，父亲的瘙痒慢慢开始减轻。

又过了一个月，我观察到父亲的瘙痒进一步好转。我好几次想问父亲现在晚上还痒不痒，但都害怕提醒了他，又勾起他的皮肤瘙痒症。

终于在一个晚上，我实在憋不住了，想向父亲求证一下我的判断。我扶父亲上床，给他盖好被子，迟迟不走。

父亲问我：“还有什么事？”

“我等着您抓耳挠腮呢！”

父亲愣了一下，转而“扑哧”一下笑出了声：“你不说我还忘了，我怎么把这么重要的事忘了？”

“最好忘了，以后也别想起来。”我满心欢喜地回答。

父亲把手从被窝里伸出来，向我挥挥手，意思是让我放心去睡觉。在我退出父亲的房门的一刹那，我意识到，在与瘙痒对抗的持久战中，父亲的瘙痒症已经不知不觉地消失了。

小贴士：

警惕与皮肤瘙痒有关的疾病

1. 肝胆疾病，包括阻塞性黄疸、溶血性黄疸等，因为血清和皮肤中的胆盐浓度升高，刺激神经末梢而引起全身性皮肤瘙痒。

2. 甲亢和甲减的患者大约有 19% 会发生皮肤瘙痒。

3. 慢性肾炎尿毒症期的时候，因为血液中尿毒素和尿素等代谢物没有办法排出体外，而在体内大量地潴留，并随着汗液排出体表，所以引起全身性顽固性瘙痒症状，奇痒难忍。

4. 大多数的肿瘤都可能因为癌细胞和代谢物来刺激神经末梢，从而引起全身性皮肤瘙痒。

8

我对居家护理的思考

我从到医院上班的第一天起，就开始和护士打交道。

那时在我眼中的护理工作,无非就是带着护士帽的护士,推着一个小车，挨着病房给病人打针、输液、抽血，不打针的护士会去取药、发药、量血压、测血糖、量体温，还有的护士就是守候在护士站，每当呼叫铃响起时以最快速度赶到病人床边，等等。

后来医院推行“女儿式服务”，提倡把护士的时间交给病人，护理工作有了长足的进步。护士们协助病人洗澡，给病人剪指甲，陪病人聊天，帮助化解病人一些心理上的问题。我才体会生活护理也是护理工作的一部分。

当父亲出院时，医生跟我说回家以后护理任务比较多、比较麻烦、难度也比较大，我想都没想就信心满满地回答，回家后的护理工作没问题，我保证做好。

当时我想的是，医疗护理无非是按要求把父亲的造口护理好，定期更换造口袋，剩下的就是照顾好父亲的饮食起居，这对我来讲没有什么太大的难度。可当我投入到照顾父亲的任务中，真正做起护理工作来，我才理解了医生跟我说的那番话的含义。白衣天使对于护士来说，真是一个一点儿也不夸张的称号，护理工作没有最好、只有更好。

1. 要想做好护理工作，首先要更新观念，重新认识护理的内涵。现代护理学已经成为医学科学中的一门独立学科，它不再只是过去观念中简单的“伺候人”的概念。

护理一词来自拉丁语，意思是哺育小儿，后来扩展为养育、保育、避免伤害，看护老人、病人或虚弱者。护理是一种科学技术和艺术的结合，包括照顾病人的一切，使病人处于最佳状态，以增进其智力、精神、身体的健康。

要达到这一要求，使病人达到“最佳”状态，谈何容易啊！

2. 做好护理工作不仅要具备基本的护理技能，还应该具备最起码的医学常识。面对患者不断出现的新问题，需要不懈地去学习、去提高。绝大多数人对于医学都是门外汉，也没有谁天生就是护理行家，但这都不妨碍通过学习来了解、掌握病人的疾病特点和护理技术。

平时无论是从书本上还是网络中，只要有机会就应该有意识地去了解、记忆一些内科、外科、皮科、口腔、中医学等方面的知识，了解常见病的症状及预防方法，以利于提前预防、及时发现异常，使病人能尽量少受新发疾病的困扰。遇到家人新发疾病的时候可以“临时抱佛脚”，利用手边一切可以利用的资源，如向病友咨询、网上查询，及时处置。

父亲是高龄老人，就算没做这个大手术，也有严重骨质疏松、脾胃功能差、颈椎病、动脉硬化、静脉曲张等老年病，这就需要我在不同时段针对这些老年病进行系统的了解，制定预防措施和护理方案。

比如，父亲骨折后，为了避免因骨质疏松再次引发新的骨折，我先给父亲及时普及一些关于骨质疏松症以及慢性疼痛的知识，以便他能够做好自我的保健与配合；然后是做好饮食的调理，改善饮食的结构，坚持低盐、低糖饮食的同时，鼓励他多摄入含钙、维生素 D 丰富的食物，同时准备了奶制品、钙制品、海产品、坚果类零食等；与此同时为他制订了劳逸结合、运动量适当的锻炼计划，增加日晒及户外运动，每天督促、协助他完成；最后是围绕避免摔跤或者提重物制定一系列措施，如改变居家环境、消除安全隐患，尽量让他动作放慢，不让他弯腰取物，不让他提水壶等重物。不再发生骨折就是护理骨质疏松患者的最理想的效果。

针对一个问题，需要制定一系列、多方面的护理措施，如果有多个问题，就需要制定更多的护理措施，并使之融合成为一个整体。这样，护理起来就不会盲目，就会有很好的针对性，也会有很好的效果。

3. 护理学是一门技能性、实践性极强的学科，要求动手能力要好，无论是医疗方面的技术操作，还是居家的生活护理，都要求手法轻盈、动作麻利、操作到位，有些还要求无菌操作，这些都对护理人员有较高的要求。平时要多练、多干、多琢磨，才会熟能生巧。手法轻盈、流程顺畅合理，可以为患者减轻很多痛苦。

比如，给父亲换造口袋、往下揭造口底盘时，生拉硬拽会牵扯造口皮肤和支架管，引起疼痛和支架管移位，轻者使患者对更换造口袋产生恐惧，重者会因支架管移位产生严重后果；贴底盘时如果笨手笨脚，轻了容易贴不牢，重了又会使患者产生不适。这些都无法使患者的感受达到“最佳”状态。

4. 居家护理的范围之广，无所不包，时间绵长，随时随地。居家护理病人不能只按照护理操作规程完成“任务”，而是要根据病人的具体情况和特殊需要，为病人提供个性化的护理措施，使其在日常生活中得到有益于身体健康的帮助。

比如，贯穿日常生活中对患者生命活动的观察：体温、脉搏、呼吸、血压、意识、出入量。

清洁卫生：梳头、洗脸、协助老人穿脱衣裤、清洁口腔、修剪指(趾)甲、洗澡、擦浴、洗脚、会阴清洁、及时换洗衣裤。

体位移动：协助患者更换体位、徒手搬运患者、轮椅的使用、拐杖及助步器的使用、预防跌倒。

压疮的预防、发现及治疗。

饮食与排泄照料：熟悉患者饮食要求、喂食、喂水、鼻饲、协助如厕、简易通便法、留置导尿护理。

给药护理：给药内容，给药频次，给药时间，眼药、耳药、鼻药使用，药物保管。

康复锻炼。

情志护理：体贴关心、说理开导、移情解惑、宣泄解郁、以情胜情、积极暗示。

患者异常情况的观察及应急处理。

……

方方面面，无所不包。

这些护理都不是割裂开来、一条一条地像完成作业一样，而是需要护理者将这些工作贯穿在患者日常的生活中，在不知不觉中完成对他们的帮助，护理人员态度要谦和，语言、形体表达要恰当，不要让患者产生愧疚感。有些工作可能一天或几天只做一次，而有些工作一天可能要重复许多次。可以说，要想使患者感觉“最佳”，护理工作就没完没了。

比如，清洁卫生这件日常“小事”，需要护理者积极主动。父亲坐轮椅后，就因为不好意思总麻烦别人，对洗脸、刷牙、洗脚等事情，如果我不主动把水打好放在他脚下、把牙膏挤在牙刷上交到他手里，他就把这个环节省略了。而老年人的个人卫生状况无论是对他们的身体健康，还是心理健康都有非常重要的影响。

5. 居家护理的深度取决于护理者的爱心与主动性。

同样是护理，用心不用心，差别非常大。

比如，最简单的端茶递水，是平时用心观察，掌握患者喝水规律，主动询问，在患者正想喝水的时候递过去，还是等患者请求时才递过去，或者干脆不说就不给水喝；是调好水温拿来就能喝，还是临时倒上一杯水，不管烫嘴还是冰凉，让患者干看着喝不上；是将水杯里的水装得不多不少正合适，还是倒得满满的一不留神就洒出来……

每一件看似普通的小事，用心与否给人的感受差别是很大的。一杯温度合适的、适时递上的白开水，不仅仅是一杯水，还是一份盛满爱的关怀，是有深度的服务。

6. 居家护理最重要的是能吃苦耐劳。

因为护理病人，尤其是高龄老年病人，他们的身体是在不断地衰退，护理工作只能是越来越繁重。

想当年照顾婴儿的时候，喂奶、哄孩子睡觉、换尿布，经常是彻夜难眠，筋疲力尽，整个人都处于崩溃的边缘。但是那个时候是看着孩子一天天长大，心中充满了喜悦与希望，累并快乐着。

现在面对一步一步走向人生终点的老人，自己也不再年轻，繁重的、无休止的护理任务也在不断挑战人的体力与心理承受能力。能吃苦耐劳是做好居家护理的基本条件。当你内心充满爱的时候，当你自觉自愿地去做这一切的时候，所有的苦与累都不在话下。

也许每个人能力不同、学识水平不同、生活状况不同，但只要有对护理工作正确的认识态度、有真诚希望被护理者达到“最佳”状态的诚心和耐心，就会想出办法克服各种困难，医学“素人”也可以成为护理高手。

小贴士：

南丁格尔精神：南丁格尔是世界上真正的第一位女护士，南丁格尔精神也成了护士职业必须遵循的最高准则。用一句简单的话来概括南丁格尔精神就是：用自己的爱心、耐心、细心和责任心去好好对待、照顾每一位病人。它的精髓就在于奉献，无私奉献自己的爱心，就像蜡烛一样，燃烧自己，照亮别人。

9

照相小记

熬过了暑热难耐的7月，终于立秋了，父亲迎来了手术后的第三个秋天。

孩子暑假回国在家，父亲的生活明显地丰富多彩起来。

秋高气爽，温暖舒适的季节，父亲在户外活动的时间明显增加了。这不，早晨吃完饭不一会儿，父亲就准备着出门儿了。

我和爱人一再告诉孩子，以后出去玩的机会多着呢，要珍惜和姥爷在一起的时间。所以一般情况下，孩子如果没事儿，都会尽量陪着他姥爷，出门遛弯、晒太阳也不例外。

由于身边多了外孙的陪伴，父亲与老伙伴聊天儿的时候，话题自然就落到了外孙身上。

“老伙计，气色不错啊！这是你的外孙？都这么高啦？”

“哎哟，一转眼成大小伙子了。”

“好久没见啦，现在干吗呢？”

大家东一句、西一句地问着。每当这时父亲都会非常自豪地回答：“在国外留学呢。研究生毕业啦，这次回国以后再回去就念博士啦。”

“哎哟，这才几年没见，都念博士啦！”老太太们更是一惊一乍地感叹着。

每当听到老伙伴儿的称赞，父亲的那种幸福、自豪与满足，会不由自主地从他满脸的笑纹透出来、从他合不拢的嘴角里露出来、从他放着光的眼神中流淌出来。毫无疑问，这个外孙是他的骄傲、他的希望、他的精神寄托。

父亲一改以往在朋友圈中以听为主的角色，开始主动和老伙伴们搭讪。先是有问必答，然后再对大家没问而他又想表达的内容主动介绍。

“我这个外孙可不简单，自己在国外很刻苦，用最短的时间完成了学业，门门都是A，这不？再开学就要去世界名校读博士啦！”

每当父亲说出这句话，都会如他预料的，引起一片惊叹，父亲也在这惊叹声中得到极大的满足。

“哟，那可不简单。那是什么地方啊，能去那儿的都是学霸呀。”

这个时候，父亲会掩饰住自己的骄傲，故作沉吟地说：“这都是孩子自己弄的，最后录取了才告诉我们，我们都这把岁数了，自己都管不了自己了，我们想都没敢往那儿想啊！”

孩子就在姥爷的一众老友面前有礼貌地、略显尴尬地站着，充当着姥爷的谈资，满足着姥爷的心理需求。

以前父亲总是固定地去小花园里晒太阳，跟固定的老伙伴儿聊天儿，自打身边有了外孙，他会不辞辛苦，每天去不同的地方，一是希望能带孩子多看看他生活的环境，另外也是想遇见不同的人群，向熟人介绍他的外孙，表达他内心的喜悦与幸福。

一天，他们照例在花园里晒太阳，父亲推着轮椅慢慢走着，不时地和熟人寒暄。孩子拿出手机随手拍了段视频发到我的手机上。正在单位上班的我看见以后，发现父亲的脚步比以前轻快了许多，还能一只手扶把，腾出另一只手和别人打招呼。

我突然灵机一动，马上给孩子回复了条微信："你不是正在练摄影吗？正好拿姥爷做素材，多拍点儿姥爷的生活照吧。"

儿子心领神会，开启了照相模式。姥爷的生活中又多了一个角色：充当模特儿。

一天晚上吃完饭，大家在闲聊。这时不知因为什么事，父亲要从一个屋到另一个屋去。儿子推着轮椅正要走，父亲发话了："你们不是要照相吗，照一张孩子推轮椅的照片吧。"

"好啊！"父亲难得提什么要求，只要他提出来，必须立刻执行。

全家人立即行动起来。先是取景，孩子选了家里的一面白墙做背景，并手脚麻利地把取景范围内椅子、凳子挪开。父亲坐在轮椅上，儿子站在他姥爷身后，双手扶着轮椅，我拿着手机找角度。

"笑一笑，好！"

"爸，您看看怎么样？"我把手机递过去。

父亲摇摇头，"照得不好，就我们俩人头，看不出来我坐在轮椅上。"

"好，咱们再重来！"

由于儿子个子比较高，为了能把轮椅照上，我放低姿势，从站着到半蹲。由于房屋局限，进深不够，即使这样轮椅也照不完整。

"你蹲下一点儿，把跟姥爷的高度差缩小。"我命令着。

孩子马上配合地屈着腿，上半身仍保持着推轮椅的姿势。

"笑一笑，笑一笑。"我又摁下了快门。

"爸，您看这回怎么样。"

父亲看了一眼，又摇了摇头。"不好，看不出来推的动作。"

我说："爸，您这要求也太高了，那是怎么个推法啊？"

“你看你照的，连孩子的腿都没照上。”

儿子一听笑得差点坐到地上：“姥爷，要是照上我的腿，那得是个残废，您没看为了照全了，我都快骑马蹲裆式了。”

虽然照的照片总不能令父亲满意，但父亲却一直兴趣盎然，丝毫没有凑合的意思。

“把轮椅侧过来一点，这样就能露出孩子的腿了，要不然人家以为我坐在凳子上，他站在我身后呢。”父亲指挥着。

看来老父亲执意要把轮椅这个元素突出来，而且必须是由他引以为豪的外孙推着他，父亲的这个愿望必须满足。

最后的画面是这样的：我坐在地上，上半身几乎躺下，用右臂做支撑，腿没地方放，伸到了床下，用左脚勾住床腿协助保持身体平衡。

我不禁感叹：“哎哟，这下我可知道了，一张好照片得来是多么不容易啊！”

我拿着姿势照了一张，把手机递给父亲：“这回行了吧，有轮子有腿。从底下往上照的，都应该照全了。”

谁想到父亲看了看，仍旧摇摇头：“全是全了，可还是看不出推这个动作，我想让他推着我。”父亲执着起来也是一丝不苟、毫不让步。

还是儿子脑瓜灵，当即摆了一个夸张的造型：他两手扶着轮椅的扶手，一条腿金鸡独立，另一条腿高高抬起，做出高抬腿的样子。最后，姥爷非常配合地在轮椅上面带微笑，孩子保持着夸张的姿势，我连着拍了好几张。

终于，父亲对最夸张的那一张，也就是孩子腿抬得最高的那一张表示了满意。拍摄工作终于圆满结束。我一看表，一个钟头就这么一晃而过了。

“爸，您累不累？”

“这有什么可累的？”

“您体力现在可够好的啊！我都有点累了。”

自从开启了拍摄模式，我在翻看手机里以前保存的照片时才发现，我以前给父亲拍摄的照片大多数是跟他的疾病有关，如造口周围的皮肤、尿液的情况、皮肤瘙痒抓后的反应、舌苔等，还真没有父亲的生活照。

这方面的空白，在这个初秋弥补上了。

从此，父亲在湖边、在树下，在马路上、在饭桌前，在晒太阳的时候、跟熟人聊天儿的时候，自己推着轮椅走的时候都被摄入了手机。还有父亲让我坐在他的轮椅上，他推着我往前走的录像呢！

我们家的摄影工作在9月底的时候，用一组非常有意义的照片，做了完美收官。

9月26日，孩子出国前两天，父亲收到了中共中央、国务院、中央军委颁发的“庆祝中华人民共和国成立70周年纪念章”。这是对中华人民共和国成立前参加革命的老干部、老同志及对国家有突出贡献的人颁发的纪念章。

父亲拿到纪念章后爱不释手，不住地念叨：“国家没有忘记我们，共产党没有忘记我们！”我爱人提议，让老人家戴着纪念章拍个照片。

父亲欣然同意。

于是，儿子亲自“操刀”，我负责给父亲整理衣领、袖口，戴上纪念章。父亲坐在轮椅上，容光焕发，面带微笑。

在儿子的指挥下，父亲摆出各种姿势，带缎带的、不用缎带的；纪念章在左边的、在右边的；纪念章在胸前的、托在手上的……父亲就像一个小孩子，用手小心翼翼地捧着一个特别珍贵的东西，那神情，庄严、神圣、幸福，充满自豪。

我让孩子把给姥爷照的所有生活照整理出来，我们一起挑出了十张最有代表性的拿去洗印、放大、塑封。

当孩子像变戏法一样把照片拿到姥爷的眼前时，老人惊讶地说：“哎哟，这么大，这么清楚啊？我有这么精神吗？”

“爸，这是照片，又不是画。您现在就这么精神！”

革命人永远是年轻，
它好比大松树冬夏常青。
它不怕风吹雨打，
它不怕天寒地冻，
它不摇也不动，
永远挺立在山巅。
……

我一边哼唱着这首老歌，一边从父亲手里抽出一张照片欣赏着。

照相给父亲的生活增添了许多欢乐，也给父亲留下了很多美好的回忆。有时候我下班回家，经常能看到父亲拿着照片在那儿欣赏。我不知道他在看着照片的时候，脑子里都在想些什么，但是从他安详的、愉悦的神情可以看得出来，他对现在的生活状态，感到非常满意。

我也从给父亲照相这件事得到启发，看来挖掘生活中的小事，可以给老年人带来意想不到的乐趣和好处。我被父亲的童趣与心气儿所感染，也被这些“小事”给父亲身体、心理带来的益处所鼓舞，我又开始观察和寻找新的生活“小事”。

10

被爱环绕

2019 年 7 月 22 日，仲夏“二伏”的头一天，天气闷热难耐。

一些似云非云似雾非雾的灰气低低地浮在空中，使人觉得憋闷。天空中没有一丝风，所有的树木都没精打采地、懒洋洋地站在那里。路边的花草像病了似的，叶子蔫蔫的，枝条也一动不动。天气热得令人抓狂。

好容易熬到晚上，把父亲安顿好。天气预报说今天晚上有中雨，反正热得也睡不着，我索性打开电脑，准备边写东西，边迎接中雨的到来。

半年前我决定把自己的经历写出来的时候，没有想过能写成什么样，什么时候能写完。当时我只是想着要把这些经历写出来，有可能对那些与我父亲有类似经历的人们有些许帮助。但是随着现在一步一步写到了尾声，回头望去，我内心突然间充满了一种从未有过的感动，那就是无论身处何种境况，爱，时时刻刻在我身边。

父亲是幸运的，得到了方方面面的爱。

不知是父亲宽厚、仁慈的面相，还是与人交往时谦和的态度，还是对医生的绝对信任，让父亲在就医的各个环节都得到了医生的全力救治。

忘不了 B 超医生。他在给父亲刚做完 B 超就跟我说：“是膀胱肿瘤，× 型、× 期。建议尽快手术。”我当时既惊诧又感激，我惊诧于医生的诊断水平，感激医生在我不知所措时给我指明了下一步就诊方向。

忘不了手术的主刀医生。父亲手术后第二天一大早，我看见主刀医生出现在 ICU 门口时，大夫的责任心让我无比感动。如果他不冒险给我父亲做膀胱全切手术，完全符合诊疗常规，他一点儿责任都没有，而父亲可能来不及体验我的爱，就在极度痛苦中离去。是医生的爱心、医术和无私，让他下决心突破手术禁区，挽救了我父亲的生命。我当时手忙脚乱，无暇思考，只是发自内心地除了感激，还是感激。

忘不了泌尿外科的造口师。每次父亲造口、支架管出现问题，造口师不仅都手到病除，而且还非常专业地、耐心地指导我，帮助我迅速地成长。这些对她来讲是额外的工作，已经远远超出了一个护士的操作和服务范围。她说，她不忍心看着这么大岁数的老人因为一点小问题而来回折腾，而我又爱学，所以她就尽力帮助我掌握一些技巧。是她的爱心，成就了我们之间和谐的医患关系。

忘不了感染科的专家们。面对因父亲造口反复感染而焦虑急躁的我，既态度和蔼又坚持抗菌药物的合理使用原则，不轻易提高抗菌药物的档次，巧妙搭配，尽全力阻止着耐药菌的出现，使父亲的感染始终处于可控状态。

我是幸运的，父亲的这场大病让我这个做女儿的能有机会伺候父母、回报父母、成长自己，更让我这颗被日常琐事缠绕得有些麻木的心一步步深层次觉醒，有了全新的感受爱的能力。

父亲早就不止一次跟我说过，他要是病了、不能动了，别抢救了，别拖累家人。当时我总是不以为然，认为这只是父亲的一种生活态度。但这两年多的经历告诉我：父亲正在拼尽自己的全部力量，在践行着他的诺言：不拖累家人。

在我护理他、为他求医问药的时候，无论得到什么结果，无论我做得是否到位，父亲都欣然接受；即使明明是我的失误给他造成了身体上的伤害，他也从没有怨言，甚至没有一丝的不悦；他身体不适的时候，为了不让我着急，也尽量地忍耐、努力保持平常的状态。他在努力地活着、努力地爱着。他就是用这种包容、用这种宽宏大量、用自己能采取的方式来表达着他的爱。

谁说暮垂的老人就没有爱的力量？在父亲瘦弱的身躯里，持续地迸发着强烈的爱，与其说是我在护理父亲，不如说是我在父亲的大爱中一点点蜕变、一点点看见爱、一点点变成爱。

我是幸运的，因为我明白了人生中最美的，不是风景，而是爱。从伺候高龄父亲这次大病开始，吃喝玩乐、旅游、购物，这些人们普遍追求的生活都远离我、与我无关了，我也经常被周围的人以怜悯的口吻称赞“你真不容易”。其实他们不知道，我并没有生活在辛酸与苦难中，我有自己的幸福，这种幸福不是从外界来，而是来源于我的内心。

每当看到老父亲清亮的尿液，我从心底里高兴；老父亲被我逗笑了，我比他笑得还美；今天我成功处理了一次堵管，成就感爆棚；早起问安时老爹一句“睡得好”，我能高兴一整天……

我是幸运的，我有一个和谐的家庭。虽然我是护理父亲的主力，但家人、保姆也都尽心尽力地参与其中，他们的所作所为经常令我感动不已。每当我对他们的努力进行赞扬或表达感激之情时，他们竟然都不约而同地说他们这么做是被我感动，在学我的样子。我从未要求过他们去做什么，我只是竭尽全力去做我应该做的事。我想这大概就是“爱”的力量吧！

我是幸运的，因为一个极其偶然的机会听到了著名爱心人士张大诺老师的演讲，他是一位极具正能量的作家、记者，投身志愿服务近 20 年，我正是被他的演讲所激励，才下了写这本书的决心。而当我冒昧地通过电话与张老师联系，并表达了我想写这样一本书时，根本就不认识我的大诺老师当即就答应了我的请求，并通过微信开始了对我的认真辅导，手把手地教我写作。这恐怕已经不能简单地理解为“幸运”了，我把它理解为“爱出者爱返，福往者福来”。

……

正当我的思绪不断地飘向远方，不知什么时候，窗外传来了淅淅沥沥的雨声。我走到窗前，透过窗外昏黄的路灯灯光，看见雨雾飘洒下来，慢慢地，雨雾变成了雨丝，又成了雨线，伴随着被风吹落的树叶，盼望的中雨终于来了！

我情不自禁地哼唱起那首经典的《爱的奉献》：

这是心的呼唤，
这是爱的奉献。
这是人间的春风，
这是生命的源泉。
再没有心的沙漠，
再没有爱的荒原。
死神也望而却步，
幸福之花处处开遍。
啊，只要人人都献出一点爱，
世界将变成美好的人间。
……

那经典的旋律，那美好的祝愿，透过窗纱，与雨水交融在一起，冲刷走了空中难耐的暑热与灰尘，滋润着干涸的土地，久久，久久……

小贴士：

感恩的力量：

感恩：《现代汉语词典》的解释是对别人所给的帮助表示感激，《牛津字典》给的定义是乐于把得到好处的感激呈现出来且回馈他人。感恩可以使大脑中充满某种特定的、有益的化学介质；可以缓解焦虑和抑郁；可以让下丘脑运作得更好；可以使人更快地从可怕的压力中恢复；可以更容易入睡；可以拥有更多积极的情感体验。

11

盛大庆典

“十一”国庆庆典的脚步越来越近了。9 月 30 日的晚上，父亲睡下后，我坐在桌前，心情格外轻松。明天就要国庆阅兵了，我打算写点什么，但一时又不知从何写起，索性翻看起以前的日记。

2019 年 8 月 7 日

今天早上问父亲昨晚睡得怎么样？父亲回答：“好极了，除了半夜喝一次水，一直睡到天亮，这不，还剩下另一瓶都没来得及喝。”

睡得好也是一件幸福的事，睡得好意味着身体不难受。希望良好的睡眠一直保持。

2019 年 8 月 25 日

我对父亲目前的营养状况比较满意，三顿饭加上各种零食、辅食、营养粉，基本达到了身体的需求。父亲的大便一直以来非常有规律，不稀不干，不仅形状完美，而且排得也痛快，这说明父亲的消化系统目前已经被调整到比较好的状态了，对这一点我感到非常欣慰。

2019年9月12日

今天我几次问他坐着累不累、腰疼不疼，他都表示没有特别明显的不适，就是坐时间长了有时有点酸的感觉。我也发现父亲现在无论是翻身、起坐还是行走都轻快了不少。谢天谢地，腰疼不仅影响行动，还影响消化，更影响情绪。

2019年9月20日

今天当我掀开父亲的衣襟，查看尿袋里的尿量、尿的颜色时，发现尿袋都快满了！再不放尿这袋子该撑爆了。

我拿来量杯，把尿放出来，差一点300ml，尿也清澈透亮。我的心快乐得要飞起来！太棒了！

……

我合上日记本，看到父亲现在康复的身体状态，再想想曾经的状况频出的情景，真是太知足了！我还用再写什么呢？眼前的父亲就是最好的总结啊！

我带着满足进入了梦乡……

2019年10月1日，国庆节。一大早父亲就起床了。

吃过早饭，一边收拾一边说：“咱们今天锻炼，可得早去早回，别耽误看阅兵。”看着父亲兴奋的样子，就像小孩儿盼过年一样。

国庆的北京，欢乐而祥和。家家户户门前都挂起了鲜艳的红旗，街道两旁也被鲜花装点得色彩斑斓。马路上没有什么车辆，行人也很少，放眼望去令人心旷神怡。往日喧嚣热闹的公园变得安静了许多，除了花坛里的鲜花热烈地开着，人都不知道跑到哪里去了。

父亲在公园转了一圈，没碰见一个熟人。

“大家都在家等着看阅兵呢，咱们也赶紧回去吧。”

一回到家，父亲就迫不及待地打开电视，电视里已经开始了有关阅兵的报道，天安门广场已经是红旗和人的海洋，喜庆的气氛扑面而来。

父亲戴上他的中华人民共和国成立 70 周年纪念章，摆好姿势，正襟危坐在电视机前，等着阅兵式开始。

让我惊诧的是，当五星红旗将要升起的时候，父亲竟慢慢地站起身，努力地挺直身躯，向着国旗行注目礼，眼神刚毅、神态庄严。他的嘴唇跟着《义勇军进行曲》的旋律蠕动着，虽然没有唱出声，但我知道，在他的心里，这首《义勇军进行曲》早已经融进了他的血液。

随着鲜艳的五星红旗缓缓升起，他的眼睛湿润了，虽然他努力地睁大双眼，想把眼泪留在眼眶里，但一颗老泪仍从他的眼角慢慢流淌出来，顺着他瘦削的脸颊滚落而下。

透过朦胧的泪眼，父亲是否看到了他年轻时的革命生涯我不得而知，但父亲的这个动作和此时此刻的表情，却给了我极大的震撼：一个老革命对祖国的热爱与忠诚，虽历经 70 载却毫不褪色。

看着父亲，我的眼泪竟也夺眶而出，那是激动的泪水、是感动的泪水、是骄傲的泪水！

空中护旗梯队拉开了阅兵分列式的序幕，飞机悬挂着中国共产党党旗、中华人民共和国国旗、中国人民解放军军旗，依次飞过天安门广场上空。20 架直升机组成巨大的“70”字样。

父亲看到这里兴奋得像个小孩子："你看、你看，这么多飞机，70，70，飞机组字了，70年国庆的意思！"父亲怕我没看出来，迫不及待地充当着解说员。

"爸，别光顾着看了，喝点水吧，保持尿量。"

父亲一手接过水杯，眼睛却没离开电视屏幕。

父亲的眼睛不够用了，还顾不上继续发表感慨，气势磅礴的徒步方队就走过来了。

"接受检阅的是领导指挥方队，领队是姜国平少将、陈作松少将。27名将军和325名校尉军官，来自军委机关、五大战区、各军兵种和武警部队，展现了我军领导指挥体制改革后的崭新面貌，体现了练兵先练将的鲜明导向。"电视机里，传来了解说员清晰的解说。

"这些将军真不简单，现在这样好，官兵一致，这是咱们党的优良传统。我们那时候都是干部冲在前头。"父亲显然被阅兵式勾起了回忆。

轰鸣的马达声由远而近，32个装备方队动地而来。

大国长剑，浩荡东风。战略打击模块即将接受检阅。

振翅长空，傲视苍穹。空中梯队出现在天安门上空。

父亲目不转睛地看着，始终保持着正直的坐姿。对我的问话，他都顾不上回答，冲我只是摆摆手。

看到一辆辆坦克车、导弹车，他满是皱纹的脸上绽开了笑容，露出了一排洁白整齐的牙齿，不断地感慨："现在咱们国家的科技真是发展了，国力强大了。"

看到编队飞过的飞机，父亲的脸上又洋溢着兴奋与自豪。那是喜悦与激动的流露。父亲刚上大学时学的是飞机发动机专业，后来服从组织安排改了行，但他始终对飞机有着特殊的感情。

“你别小看飞机编队这个造型，飞起来非常难。包括刚开始时飞机下的那个国旗，那国旗底下都得有配重，要不然一飞起来那么大风，吹得就不好看了。”

一曲《红旗颂》奏响，致敬方阵的21辆礼宾车徐徐驶来。第一辆礼宾车上，是6位新中国缔造者的亲属代表，紧随而来的20辆礼宾车上也坐着老一辈党和国家、军队领导人亲属代表；老一辈建设者和家属代表；中华人民共和国成立前参加革命工作的老战士、老一辈军队退役英模、民兵英模和支前模范代表。

父亲看到这些又动容了。“这些人都是共和国的宝贝啊，能活到现在不容易。国家把他们请出来，应该！”父亲一边说一边情不自禁地摸摸自己身上佩戴的纪念章。

我抚摸着父亲的肩膀，轻轻地摇了摇，说：“国家不会忘记你们的。你看现在，不用说这些共和国的功臣们，就是普通的老人，国家也提倡尊老、敬老、爱老，想方设法让老人们都能安度晚年。你们这些老人赶上现在的新时代，多幸福啊！”

父亲微笑着的嘴角咧得更大了。

我趁机递给父亲一根香蕉：“咱们补充点能量、补补钾，看电视更带劲！”

父亲欣然接受，举着香蕉吃了起来。

群众游行开始了，父亲激动的心情明显放松了一些。他又喝了口水，开始给我讲他当年参加“五一”“十一”庆典的游行经历，几十年过去了，那些细节仍是那么清晰、生动，看来那一幕幕都已深深地刻在了他的脑海里。

7万羽和平鸽展翅高飞，7万只气球腾空而起，伴着《歌唱祖国》的激昂旋律，庆祝大会圆满结束。

“十二点半了，该吃午饭了。”我催促道。

父亲一愣，说：“哎哟，这么快都到中午啦。这个阅兵太好了！让人心情激动、心潮澎湃，很振奋！国家 70 年的变化太大了！”

中午吃饭的时候，我问父亲：“您今天看阅兵，是不是又想起了您自己的很多往事？”

“是啊！一晃 70 年了，平时一天一天地过，很多事情都淡忘了。但是今天的国庆阅兵式上的一幕幕，不仅展现了国家的发展，还让我不由自主地想起了我和国家一起成长、一起奋斗的许多往事，真是感慨万千啊！”

我逗父亲：“看完今年的国庆阅兵，您是不是也产生了想到广场上再去走两步的冲动？”

父亲说：“你还真别说，我看电视的时候，有一阵儿真忘了自己是这个年岁了，眼前一恍惚，还真浮现出我年轻时过天安门踢正步的样子，可是刚想动动腿，现实又让我清醒了。我已经这把岁数了，老胳膊、老腿，自己走路都不稳当，不给别人添麻烦就算不错啦。”

我说：“您可别这么想，您还年轻着呢！想想咱们的国家，不也是历经磨难，筚路蓝缕，一步一步发展到今天吗？您虽然年老体弱，但我坚信您会和咱们的共和国一样，克服艰难险阻，用顽强的斗志和科学的精神，再创辉煌！”

“好！新时代更要重走长征路，重整行装再出发！”

我向父亲伸出了大拇指：“不愧是老党员！祖国 70 岁生日，对于国家来说正是朝气蓬勃，蒸蒸日上的时候，您虽然参加革命工作 70 年，但是您的内心年轻啊！如果按您做完手术、获得新生算，您才两周岁，您现在还是含苞待放的祖国花朵，是个小朋友呢！”

父亲听了我的话，开心极了：“我还成了祖国花朵了，有我这模样的花朵吗？”

“有啊，您就像万年青，不仅好看，还健康、长寿！”

就这样，父亲看完了阅兵看重播，看完了重播看拍摄花絮。整整一天，我和父亲都忘记了年龄、忘记了疾病、忘记了一切不愉快，取而代之的是自豪、兴奋、愉快与满足，我们都沉浸在幸福与快乐之中。

天边的晚霞渐渐露出了笑脸，好像在分享我们的喜悦；空中的小鸟在欢快地歌唱，仿佛也在为祖国唱着赞歌；路边的小草在微风中舞蹈，好像在和我们一起庆祝祖国的生日。

我衷心地祝愿祖国繁荣昌盛！祝愿我的父亲健康长寿！

后记

1

写书的初衷

我一直都非常敬佩作家，但我从来都没有想过自己会写书。

当父亲生大病以后，我的生活发生了重大改变。工作量的增加我尚且能够承受，但心理的焦虑与对疾病的无知带来的恐惧，总感到无法对人诉说、无处排解，就像一块巨大的石头，重重地压在我的心头，窒息着我的希望。为排解焦虑，同时也为了便于求医时总结父亲的病情，我开始记日记。

随着护理父亲的时间越来越长，我去医院的次数也越来越多。我发现许多患者家属，处于和我一模一样的境地。他们和我一样，缺乏专业知识与护理技巧，对前景茫然不知所措。每次在我候诊的不长的时间内，我都会听到许多抛向造口师的幼稚且不靠谱的问题，还有因护理不当出现的严重后果。看着他们焦急的神情与懵懂的样子，又总让人心生同情和怜悯。

那时我发现，我还不是最“差”的患者家属，比我还没有医学知识，比我还没有护理经验，比我还难于接受现实的患者家属，为数真的不少。我当时真想把我知道的一点点知识和经验告诉他们。但膀胱全切、尿路改道、皮肤造口、使用尿袋，这一切在国人的传统观念上还有点难言之隐的顾虑，并不是每个人都愿意交流。

有一次我在候诊的时候,有一位大姐得知我父亲和她爱人是同一种病、同样需要护理造口后，就像见了亲人一样，不停地诉说：“该怎么办呀，该怎么办呀， 我现在非常害怕，我不会弄，我每次给他换袋时，前后都要折腾两个小时,我害怕他看出来我的紧张,在他面前还得装高兴,我夜里哭、整宿睡不着觉，我觉得我快要撑不下去了。”

等我告诉她一点儿换袋技巧并把我的心理感受告诉她、安慰她以后，她就像抓住一根救命稻草一样，说：“哎呀，太好了，碰见你这个有经验的人了，太感谢了！太感谢了！你给我说的这些方法太有用了，听了你说的话，我心里踏实多了。”她丈夫和我父亲都诊疗完毕后，她还舍不得让我走，拦着我继续问东问西。

当时我的心里就萌生了一种想法：如果能把自己的一些护理经验和所掌握的相关知识分享出来，去帮助和我处在同样境况的患者和家属，应该是一件有需求、有意义的善举吧！但是，我当时并不知道会以什么方式来实现。“帮助像父亲一样的患者及患者家属”的念头却从此萌生了，这就是我写这本书的初衷。

2

艰难的历程

等我真正开始写这本书的时候，才感受到写书的过程是如此的艰难。

首先是写作方式的升级。

最开始我的想法很简单，只是想写一个《××疾病护理100问》这样的小册子。因为每天面对护理的琐事，各种各样的小经验都可以用问答的形式来呈现，100个问题也比较容易找到；问答的形式，语言简练，写作难度不大。

但是我的指导老师把这种形式否定了。他希望我能写一本独一无二的、自己真实经历的、对别人有帮助、读者看起来又很轻松的书。这就要求写作方式要更加“高级”，要有足够多的经历以故事的形式展现出来，字数也要增加很多。

我心里开始打鼓。我以前除了写过一些学术论文以外，从来没有写过这种体裁的文章，写作难度陡然增加。如何把故事写生动，如何找到恰当的素材作为载体，如何把内容有条理地展示出来，如何确定读者关心的问题，一系列难题摆在面前，以我的能力，能完成吗？

刚开始写作，我真的是不会写，也无从下手。但幸运的是，我遇见了一位好老师，在他的悉心引领下，我慢慢地学会了写作，攻克了第一道难关。

其次就是时间的问题。

我面对的另一个难题是用什么时间来写作。我的工作非常繁忙，每天上班就像打仗一样，在医院里走路好似一阵风，经常同时穿插着处理两、三件事情。我爱人第一次去我们单位时对我说过："你在单位跟在家里判若两人。在单位，你走路我都撵不上，可是回家了，没精打采的样子，我在家可从来没看见过你在单位的精神头儿。"

父亲在生病以前都是尽自己最大的力量来帮助我减轻家务负担。但是父亲有病以后，我就不得不开辟了"第二战场"。从单位下班以后，疲惫的我在骑四十多分钟自行车到家后，没有喘息的时间，必须以饱满的状态马上投入到家务和护理的工作中。这是一个脑力和体力并用的过程，不仅需要体力，还需要用脑不断思考学习、分析病情，不断研究护理技巧，不断总结失败的教训和成功的经验，这些让我已经身心俱疲、难以支撑。

每天当我马不停蹄地干完这些事情，躺到床上时，人就像散了架一样，脑袋沾枕头就能睡着。我当时觉得能把上班和护理这两件事情做好，就已经是奇迹了。现在突然又冒出写书这么一档子事，我的时间安排得已经够紧凑了，从哪里还能再挤出时间？

可是写书的愿望是这样的强烈，而且我脑子里不停地冒出各种关于写作的奇思妙想。我一直把我小时候记住的鲁迅先生的那句名言当作我的座右铭："时间就像海绵里的水，只要愿挤，总还是有的。"我坚信这句话的正确性。

我是这么"挤"写作时间的。

一般我用两天的零碎时间组织一个章节的素材、构思故事情节。主要是通过翻看日记回忆，然后一个情节、一个情节地想。这本书的构思都是在我做饭时、上下班路上、独自吃饭的时候甚至在厕所里完成的。以至于最后几乎形成了一种“强迫症”，就是我不能允许自己的脑子有空白的时候。只要不是在工作、不是在和父亲聊天、不是去做必须要集中精力去做的事情时，我都在构思。

后来我发现写作这个事情也很奇妙。有的时候即使有相对比较充裕的时间，左思右想就是想不出来该怎么写；但是在某一个特定的环境下，或者突然看见某件事情、某个现象的时候，即使环境、时间都不那么合适，却会有一个比较清晰的思路，顺着思路很快就可以形成一个故事的梗概。因为没有条件随时记录，我会把这个故事梗概记在脑子里。

老师给我安排的进度是一周两篇。我给自己定的计划是星期三或四完成一篇，星期六完成一篇。

我的写作时间基本上都是在晚上 9 点以后。夜深人静，有了前期的素材和构思，我脑子里的思路，就像作曲家来了灵感能一气呵成一样，很快就可以帮助我写出初稿，然后在第二天晚上修改润色。

我就这样硬是从“海绵”里挤出了“水”，在没有耽误工作、没有耽误护理、没有降低家人的生活质量的情况下，完成了书稿，攻克了第二个难关。

3

我的指导老师

在此我必须隆重介绍我这本书的指导老师——张大诺老师。

我是在医院组织的一场报告会上认识的张大诺老师。那是单位工会与团委在“五四”青年节的时候，请大诺老师来做关于青年人如何建功立业的一个演讲。医院要求中层以上干部必须参加。我原本是抱着去休息的心态参会的。因为平时工作很忙，能够坐下来休息休息也挺好，我甚至还想靠在椅背上打个盹儿，以至于老师演讲的题目都没记住。

张老师出场了。他穿着一件灰色的西装便服，朴素而不失庄重。他一上来的开场白就引起了我的兴趣，而后他用略带沙哑的嗓音讲述了他做公益、关爱老人的经历，启发我们如何在现有条件下去做一些有意义的事情。因为我的家里有三位高龄老人需要照顾（婆婆与母亲另有故事，与此书的主题无关，故略去），关爱老年人的话题与内容引起了我的兴趣，从始至终，我都被他的演讲深深地吸引。

不知道大诺老师是否注意到台下有一双全神贯注的眼睛，一直在目不转睛地看着他。演讲完毕，我迫不及待地冲上主席台，请求加大诺老师的微信，当时我对自己的冒昧请求也没有把握。他本来就是知名的作家、记者，这已经令我钦佩不已，而他讲的这些内容又深深地打动了我，确切地说，应该是大诺老师身上的正能量深深地感染了我，一贯冷静的我竟然也做了一件类似年轻人追星的事：向大诺老师要微信。

没想到大诺老师欣然应允。我虽然高兴，但当时还没起写书的念头。第二天，生活又恢复了原样。但是在听了他的报告以后，我的日记内容却有了变化——比原来的流水账有所侧重、有所扩展，开始更加详细地记录父亲的生活和我护理的过程，几乎变成了护理日记。

半年以后的那个春节，不知为什么，在节日略有空闲的几天里，想写一本书的冲动不断地浮现在脑海，挥之不去，压也压不住。

春节一过，在家人的鼓励下，我就冒昧地通过微信向大诺老师表达了我想写书的意愿，想请他辅导我。没想到大诺老师当即就答应了我的请求，并马上开始辅导："你先列一个提纲，看看想写些什么，看看能不能写成一本书。"

我用了一天的时间，列了 100 个小问题，发给老师。老师说："这种形式不利于广大读者去看。人们会把它当成一本医学科普小册子。你应该把这些内容放在故事和情景中，以第一人称形式来写。"

我按照老师的要求把这 100 问分成了五大章。当时确实是有创作的冲动，所以很快，时隔一天，我就把新提纲写出来了，并且给每一个章节都起了名字，把每一节我要写的内容用几十个字概括地描述了一下，发给老师。

老师马上就回信了，说看到我这个提纲感到很震惊：一是没想到我能这么快就写出提纲，二是他看到我要写的内容，感觉到这很可能成为一个独一无二的、非常有价值的东西。作为一个从没写过书的人，能得到老师的鼓励和肯定，让我非常激动。大诺老师就是用这种鼓励与具体指导相结合的方式，指导我一路走下来，完成了我根本不敢想象的挑战。

老师用他敏锐的目光和丰富的经验，从文章的字里行间，能够洞察我的思绪和内心状态。这让我非常佩服。我和大诺老师只有一面之交，而且是我认识他，他对我完全没有印象。 对于一个陌生人、写的又是具有一定医学专业知识的文章进行指导，他完全就是靠着深厚的语言功底、丰富的指导经验，透过我的文字来把握我的写作方向、写作方式与写作风格。

老师在我的写作过程中也不全是鼓励。有一次，因为某种原因，到周三我还没完成“作业”。周四的晚上，时间也不早了，为了能够按时完成任务，我心浮气躁地把文章草草收尾，发给老师。老师回复的第一句话就是：“我要对你提出批评。你这篇文章写得太潦草，重写，再发给老师。”

我头一次挨批评，正在不知所措，老师又发来语音宽慰我说：“不急，写东西要按照它的规律，你可以休息一下，这周交老师一篇就行。写这么长时间了会有些厌倦的感觉，可以放松一下，掌握好节奏，不急，慢慢来。”

在老师的不断指导下，真的是慢慢地但是很神奇地，不知从什么时候开始，我好像明白了一些写作的方法。我非常佩服老师的地方在于，他能用非常简单、明了的语言，让我明白写作方法里复杂的内涵 。

老师的指导，既有宏观把控，如每章应该写多少节、每节应该多少字；每一章、每一节需要描述哪类事情，应该让读者得到一种什么样的感受；也有具体细致的指导，如在某段后面应该加上十几二十个字的心理感受、某些段落医学术语太多，像教科书似的，读者不容易看懂，读起来很累，要用生动的事例来表达，等等，让我在写作中少走了很多弯路。

第一稿完成以后，我以为大功告成了。老师说还要有第二稿，进入精雕细琢阶段。果然，当我回过头来看我写的第一章时，连我自己都不满意了，说教太多、可读性太差。于是在老师的指导下，又开始了第二稿的修改。

修改的工程依旧不小，老师告诉我一个方法，就是自己读，反复地读，只要觉得表达不流畅、读起来别扭的地方就要修改，而且要增加画面感。

我按照老师的要求进行修改。老师依旧是对每篇文章都作具体的指导。令我感动的是，无论老师多么忙，为了不影响进度，他都会很快地回复并进行指导。

在老师的不断鼓励与指导下，我严格按照老师安排的写作节奏和修改建议，改完了第二稿。一堆破砖烂瓦，经过老师的点化，终于变成了一座像模像样的建筑！

4

感恩与思考

伴随着每天写作字数一同增长的，还有感恩的情怀。我经常会在写累的时候，回忆起往事中的点点滴滴。

最最应该感谢的当然是医院的白衣天使们。无论是医院B超医生及放射科医生，还是给父亲做手术的主刀医生和麻醉师、医院优秀的泌尿外科团队（病房的护士和护工、泌尿外科的造口师）、感染科的专家们、检验科的幕后支持者们……是他们的通力合作和高超的医术，挽救了父亲的生命。

感谢我的同事和朋友。他们在我求助的时候，无一例外地竭诚相助，无论是父亲亟须输血时的互助献血、治疗康复过程中的医学建议，还是工作中的鼎力相助，没有他们的帮助与支持，我无法迈过一道道“坎”、无法兼顾工作与家庭，也无法完成如此艰巨的任务。

感谢张大诺老师，可以说他是这本书的引导者和点化者，没有大诺老师，就没有这本书。一边写作，一边伴随着我对父亲的护理，逐步促使我的内心嬗变与升华。

感谢我的父亲，他用自己的病痛和坚韧顽强的意志，换来了我对此类疾病护理工作的宝贵经验，在与疾病做斗争的过程中，他给我树立了伟岸的榜样。

感谢我的丈夫和儿子，他们不仅尽自己的最大努力帮助我照顾老人，想方设法分担我的压力；而且,一听到我写作的想法,就真心地鼓励与支持，倾听构思、讨论思路、提出修改建议，还在繁忙的工作中挤时间，当好第一读者，对全书进行了两轮文字把关。

……

通过写这本书，我的内心发生了巨大改变，好像接受了一次洗礼，看问题的角度也发生了变化。

每个人步入老年，并不只是容颜的改变和年龄的增长，心理上的改变是巨大而隐秘的。我有幸因为各种原因一直生活在父母身边，一步步陪着他们慢慢变老，见证着、体会着、适应着他们的变化。从做饭需要越来越软烂，到遇事越来越敏感，从固执己见到唠唠叨叨，从开始不修边幅到不再能顾及他人感受，从很简单的事都做不了到脾气越来越坏……这些变化他们自己可能没有感觉，但对家人来讲，每一个变化，都是那样的清晰，刺激着人的神经。但那些真不是他们的缺点、毛病和不好，而是他们真的老了。

作为家人、子女，如何对待老去的父母。我的体会是：

1. 从现在开始，无论你的父母是已经年迈，还是刚刚退休，都要尽可能多地和父母接触，深入他们的生活。只有一步一步陪伴走过来，才能在老人最需要你的时候自然融入，不会因突如其来的重大变故而不知所措、不知父母的需求、不知如何帮助，爱不到点儿上。

2. 修炼自己的耐心。身边的很多人，习惯了多年父母对自己的呵护，对父母却没有耐心。应该分析老年人种种让人烦的原因，是病？是心理需求？是依赖？还是对现状不满意？当你能够耐心地面对一切时，你会发现你的生活也发生了改变。

3. 掌握一定技能。仅有一颗爱心是不够的，肯为父母花钱也是不够的，要有为父母解决生活中的具体问题、提升父母生活质量的能力。医院、保姆只能解决各自职责内的一些问题，而老年人的需求是综合的、长期的、全方位的，是需要关怀的，对子女情感的需求是谁也替代不了的。

4. 奉献。如果想孝敬父母，应做好奉献的准备。父母需要的往往是你最缺乏的。你可能是囊中羞涩的下岗人员，有的是时间，但父母偏偏需要金钱治病；你可能是工作繁忙、收入可观的成功人士，没有时间，父母偏偏需要你的陪伴。拿出自己多余的东西不难，给出自己不足的东西才可贵。父母需要我们的时段，在人生的长河中，就那么一闪而过。如果不想留下遗憾，不要吝啬，拿出自己宝贵的时间和金钱，交给父母。

面对老去的父母，你，准备好了吗？

图书在版编目（CIP）数据

老爸别怕，我在你身边：一个医生女儿的护理笔记 / 马红著 .
-- 北京：中国人口出版社，2020.6
ISBN 978-7-5101-7333-2

Ⅰ . ①老… Ⅱ . ①马… Ⅲ . ①老年人—护理—基本知识
Ⅳ . ① R473.59

中国版本图书馆 CIP 数据核字 (2020) 第 100072 号

老爸别怕，我在你身边

一个医生女儿的护理笔记

LAOBA BIEPA, WOZAI NISHENBIAN
YIGE YISHENG NVER DE HULIBIJI

马　红　著

责任编辑　姚宗桥　刘继娟
策　　划　彭明榜
书籍设计　孙　初　叶子秋
责任校对　贾晓晨
责任印刷　林　鑫　单爱军
出版发行　中国人口出版社
网上销售　京东商城小众雅集图书专营店
印　　刷　北京精彩世纪印刷科技有限公司
开　　本　700mm × 1000mm　1/16
印　　张　21
字　　数　282 千字
版　　次　2020 年 6 月第 1 版
印　　次　2020 年 6 月第 1 次印刷
书　　号　ISBN 978-7-5101-7333-2
定　　价　50. 00 元

网　　址　www.rkcbs.com.cn
电子信箱　rkcbs@126.com
总编室电话　(010)83519392
发行部电话　(010)83510181
传　　真　(010)83538190
地　　址　北京市西城区广安门南街 80 号
邮　　编　100054